AF463532

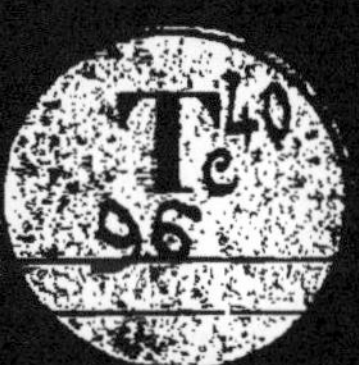
Tc 40
96

EXPOSITION INTERNATIONALE

D'HYGIÈNE & DE SAUVETAGE

de 1876

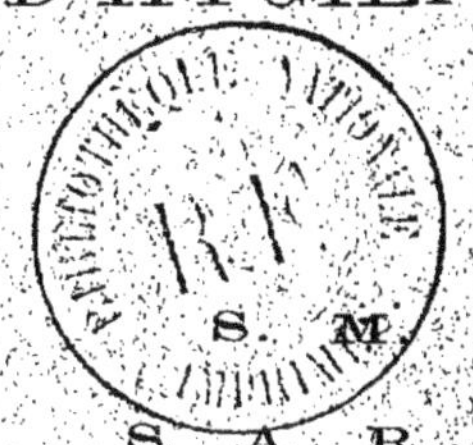

SOUS LA HAUTE PROTECTION DE

S. M. LE ROI DES BELGES

LA PRÉSIDENCE D'HONNEUR DE

S. A. R. Mgr LE Cte DE FLANDRE

ET LE PATRONAGE DE

LA VILLE DE BRUXELLES

NOTICE

SUR L'EXPOSITION DANS LE COMPARTIMENT DE LA FRANCE

DE LA

Compagnie Chaufournière de l'Ouest

L. RENARD ET Cie

Rue Saint-Lazare, 94, **PARIS**

PRIX : UN FRANC

Au profit de la Caisse de secours des ouvriers de la *Compagnie Chaufournière de l'Ouest*

PARIS

DUBUISSON ET Ce, IMPRIMEUR BREVETÉ

5, rue Coq-Héron, 5

1876

EXPOSITION INTERNATIONALE

D'HYGIÈNE & DE SAUVETAGE

de 1876

Sous la haute protection de S. M. LE ROI DES BELGES,

La Présidence d'honneur de S. A. R. Mgr LE Cte DE FLANDRE,

Et le patronage de LA VILLE DE BRUXELLES

EXPOSITION

DANS LA DIVISION FRANÇAISE

DE LA

COMPAGNIE CHAUFOURNIÈRE DE L'OUEST

L. Renard & Cie

94, rue Saint-Lazare, PARIS

VOIR : Ve CLASSE, No 91, PAGE 193 DU CATALOGUE ;
Xe CLASSE, No 242, PAGE 203 DU CATALOGUE ;
LA DESCRIPTION SOMMAIRE AUX ANNONCES, PAGE 347 DU CATALOGUE ;
LA DESCRIPTION DES PROCÉDÉS MIS EN USAGE PAR LA **Compagnie Chaufournière de l'Ouest** POUR RÉCOLTER LES MATIÈRES ALVINES, A LA PAGE 23 DE CETTE NOTICE ;
ET LA DESCRIPTION DES PROCÉDÉS BREVETÉS S. G. D. G. POUR LA FABRICATION DES ENGRAIS A LA PAGE 39.

PARIS
DUBUISSON ET Cie, IMPRIMEUR BREVETÉ
5, rue Coq-Héron, 5

1876

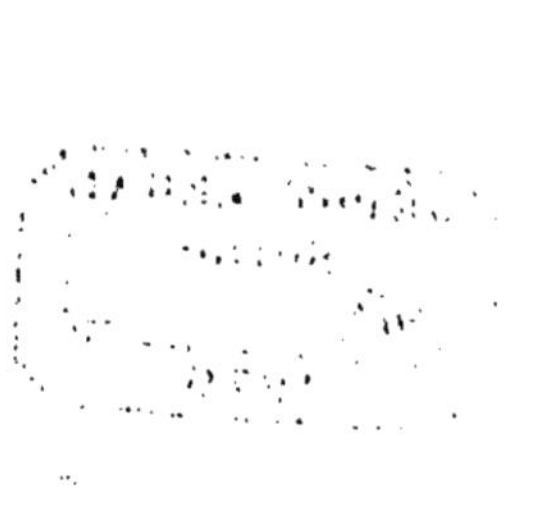

COMPAGNIE CHAUFOURNIÈRE DE L'OUEST
(L. RENARD ET Cie)

Siége social : Paris, rue Saint-Lazare, 94

NOTICE

SUR

L'HYGIÈNE ET LA SALUBRITÉ PUBLIQUE

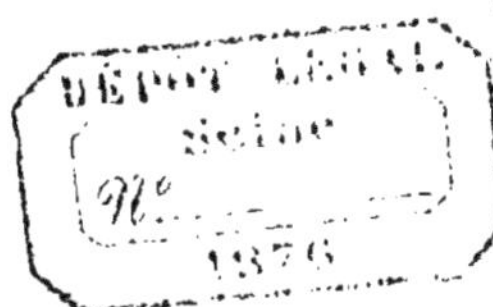

PROLÉGOMÈNES

L'hygiène est une science qui a pour but la conservation de la santé, et qui prend son nom de υγίεα (Hygie) déesse de la santé, chez les Grecs.

La santé est une manière particulière d'exister, caractérisée par la complète régularité des fonctions de l'organisme humain.

Les principaux modificateurs de l'organisme sont :

1° L'atmosphère, l'eau, le sol et les aliments ;

2° Les habitations et les vêtements.

En effet, l'expérience a prouvé que les principales conditions de santé pour l'homme bien constitué, et qui n'abuse pas de ses facultés, consistent surtout dans la pureté et la libre circulation de l'air qu'il respire; — la bonne qualité, et la quantité suffisante des aliments solides et liquides dont il se nourrit; — la salubrité du lieu de résidence et de la maison qu'il habite, — et l'innocuité de la profession qu'il exerce, ou des travaux auxquels il se livre.

Malheureusement, dans l'état de société où nous vivons il est bien peu d'individus qui puissent les remplir toutes.

Les lieux où nous naissons, ceux où nos parents vivent de leur propriété ou de leur état, sont pour la plupart d'entre nous ceux que nous serons tenus d'habiter pendant la plus grande partie de notre vie, quels que soient les désavantages qu'ils puissent présenter sous le rapport de la salubrité.

Celui qui cultive un champ dont le produit fait subsister sa famille, n'y renoncera pas s'il en est le propriétaire, par la seule raison que ce champ est situé dans une contrée malsaine. De même que ceux qui dans les villes occupent des maisons dans des quartiers ou des rues insalubres, ne les abandonneront pas à cause de cette insalubrité.

Les uns et les autres se résigneront par nécessité à subir les conséquences d'une situation qu'ils ne sont pas les maîtres de changer.

Mais le mal que les particuliers sont dans l'impuissance de faire disparaître, les gouvernements, dont la principale mission est d'assurer le bien-être des peuples, ont le droit et même le devoir de chercher et de prendre tous les moyens propres à le détruire. De tous temps, dans tous les pays, on a compris que les mesures générales qui intéressent la salubrité au sein des villes, comme au milieu des campagnes, étaient du ressort de la haute administration. Mais ce n'est guère que dans les temps modernes qu'on a songé à leur donner, dans l'intérêt public, toute l'extension qu'il était nécessaire qu'elles eussent.

Anciennement on sacrifiait à d'autres convenances la salubrité, la régularité, la largeur et la ventilation des rues, sans s'inquiéter si l'on n'établissait pas de cette manière des foyers d'infection, et de maladies pestilentielles.

Paris, dont nous voyons de nos jours l'assainissement et les embellissements augmenter comme par enchantement, mérita pendant des siècles le nom de LUTÈCE (ville de boue) qu'elle portait ! A l'époque du règne de Philippe-Auguste, c'était un cloaque tellement infect que ce prince, incommodé dans son palais même par l'odeur intolérable qui s'exhalait des rues, se décida à les faire paver toutes.

La circulation fut plus libre, mais la ville n'en fut guère plus saine.

Vers le temps d'Henri IV, l'usage des voitures de luxe ayant commencé à s'établir, on bâtit avec plus de régularité les nouveaux quartiers, et on élargit les anciennes rues.

Mais ce ne fut que vers la fin du dix-huitième siècle que l'on songea à opérer une rénovation convenable, et dans les premières années du dix-neuvième qu'on se mit en devoir de la réaliser.

Depuis lors l'exécution du vaste plan adopté a été poursuivie avec la plus constante activité, et pendant le règne de Napoléon III a pris, sous l'impulsion du préfet Haussmann et la direction des savants ingénieurs Alphand et Belgrand, des proportions qui tiennent du prodige.

D'un autre côté, sous l'empire des besoins d'une population croissante, et à la suite des études remarquables faites par des agronomes distingués, à la suite surtout des progrès extraordinaires réalisés en si peu de temps par les découvertes modernes de la chimie, par les applications judicieuses des fumures additionnelles, et par l'emploi des machines agricoles, la culture du sol a passé de l'ère des jachères à l'ère des productions intensives.

Non-seulement la terre a fourni en plus grande quantité des aliments plus variés et plus profitables aux populations, mais elle est devenue à son tour le siége d'une exploitation véritablement industrielle, dont le rapport considérable a élevé proportionnellement la valeur du capital-terre et de son revenu.

Le bien-être s'est répandu dans les masses et par cela même les habitations et les vêtements ont été l'objet d'améliorations successives très-importantes.

Enfin, comme conséquence naturelle, les habitudes d'ordre et de propreté se sont développées, grâce encore aux larges distributions d'eau, aux établissements de bains à prix réduits, aux institutions bienfaisantes des cités ouvrières, des caisses de secours, d'épargne et de retraite.

En résumé, depuis vingt années surtout, on a fait un grand pas dans la voie des progrès de l'hygiène et de la salubrité publique, mais il reste encore beaucoup à faire, particulièrement en ce qui concerne l'assainissement des voiries et des villes.

C'est ce que nous allons montrer, en indiquant sommairement les causes qui altèrent encore principalement l'air et l'eau, et en exposant rapidement les améliorations qui nous paraissent les plus urgentes à réaliser, et qui sont l'objet de nos recherches et de nos études persévérantes.

§ 1. — L'Atmosphère

La respiration est un besoin inévitable qui exige pour condition principale un air pur.

L'atmosphère au sein de laquelle nous vivons est composée de plusieurs corps qui forment au-dessus de la surface du sol, une couche d'une épaisseur de dix lieues environ, selon Péclet, de 25 lieues selon Pouillet, mais dont la densité diminue à mesure qu'on s'éloigne du centre de la terre.

Elle renferme de l'*air atmosphérique*, de la *chaleur*, de la *lumière* et de l'*électricité*.

L'air atmosphérique est composé de 23 parties d'oxygène, 77 parties d'azote. On y trouve aussi, mais en très-petites quantités, du gaz acide carbonique, de l'ammoniaque, de l'iode, de l'hydrogène carboné, un peu d'acide azotique au moment des orages, et enfin dans tous les temps une assez grande quantité de vapeurs aqueuses.

L'air peut se charger de différentes matières végétales ou animales, qui, sans changer sa composition apparente, y apportent des éléments insaisissables de destruction ; telles sont les exhalaisons marécageuses, telles sont les émanations produites par l'agrégation et l'industrie humaines.

Quelques localités donnent des traces de différents gaz qu'on ne retrouve pas ailleurs.

Ainsi M. Chevalier a constaté l'*acide sulfureux* dans l'atmosphère qui environne la ville de Londres. Ce gaz provient, d'après ce chimiste, de l'énorme quantité de charbon de terre qu'on y brûle.

Dans l'analyse de l'air respiré par les Parisiens, M. Chevalier a trouvé de l'*acétate* et du *sulfhydrate d'ammoniaque*.

Altérations diverses de l'air atmosphérique

L'air peut être vicié de différentes manières :

1° *Accidentellement*, par l'encombrement, car l'homme a besoin de six mètres cubes d'air par heure, et si la proportion de gaz acide carbonique atteint 5/1000 selon M. Leblanc, et même 2/1000 selon M. Poumat, le milieu ambiant devient délétère.

2° Egalement par des modes vicieux d'éclairage et de chauffage domestiques.

3° *Généralement* par le méphitisme des fosses d'aisances, des égouts, des voiries, des cimetières, des abattoirs, des halles et marchés, des boyauderies, tanneries, etc.

Tous ces gaz résultent de la décomposition des substances organiques à l'air libre par la fermentation putride. Ceux qui se dégagent des matières fécales accumulées dans les fosses d'aisances sont de deux sortes :

A. *L'hydrogène sulfuré* qui a une odeur d'œufs pourris et qui est tellement délétère qu'il suffit de 1/100 répandu dans un milieu pour faire promptement périr le chien le plus vigoureux (Thénard et Dupuytren).

B. L'*ammoniaque* qui tend à se dégager en tous temps, et qui, mêlé à un peu d'hydrosulfate d'ammoniaque (Guérard), se fait sentir dans les cabinets mal entretenus.

Les égouts. Les gaz qui se trouvent dans les égouts sont très-variables, et dépendent des matières charriées par ces conduits; toutefois, les analyses y ont fait principalement découvrir de l'azote, du gaz sulfhydrique et de l'acide carbonique.

Les *voiries*, les *abattoirs*, les *boyauderies*, les *cimetières*, etc., donnent lieu à des émanations gazeuses, dont la science ne connaît pas exactement la nature.

On s'est beaucoup préoccupé dans ces derniers temps de savoir si les émanations putrides pourraient déterminer des accidents ; et il faut le dire, cet intéressant sujet a été très-controversé.

Parent-Duchâtelet a vivement défendu la doctrine de l'innocuité des émanations putrides.

L'observation lui a montré que les hommes employés toute l'année dans les abattoirs, dans les voiries et les dépotoirs, ainsi que les fossoyeurs, jouissaient tous d'une excellente santé.

La doctrine de l'innocuité, soutenue par Dessault, Boyer, Marjolin, a été combattue par Pringle, Desgenettes, Vaidy et Chomel, qui ont vu la dyssenterie se développer plus ou moins rapidement chez des personnes qui s'étaient trouvées en présence des matières animales putréfiées.

Que conclure d'opinions aussi contradictoires ? C'est que la vérité se trouve des deux côtés ; que c'est une question de mesure, dépendante du degré de la décomposition des matières organiques en putréfaction. — Nous pensons que toutes les fois qu'il se dégagera de ces matières du gaz sulfhydrique en abondance et que ce gaz sera concentré, des accidents graves pourront se produire. — Et nous concluons de cette pensée que le véritable principe de l'assainissement des villes consiste à enlever chaque jour, au fur et à mesure de leur production, et autant que possible avant leur fermentation, les fumiers des maisons, des rues, les engrais humains, les déchets des ménages et des fabriques, pour les recueillir avec toute leur richesse fertilisante et les convertir en produits fixes, inaltérables, conservables jusqu'aux époques des emplois agricoles.

Malheureusement encore et malgré les efforts de nos édiles, les villes n'en sont pas arrivées à un mode salubre et complet de récolte et d'enlèvement de leurs fumiers.

Les déjections humaines fermentent dans des fosses fixes qui infectent l'air par leurs émanations et le sous-sol par leurs infiltrations ; ou elles sont déversées dans les égouts qui infectent les rivières, ou bien encore jetées directement à l'eau.

Les balayures, les déchets de ménage et de fabrique, sont éparpillés chaque nuit sur la chaussée des rues par le pied du passant, les roues des voitures et le crochet du chiffonnier ; elles produisent des émanations délétères et des infiltrations nauséabondes dans le sol, et leurs restes, emportés par des tombereaux qui débordent, sont entassés par le boueur aux abords des villes.

§ 2. — L'Eau

L'eau se présente dans la nature sous trois états différents :

A l'état *solide* elle constitue l'amas des glaces éternelles accumulées aux pôles de notre planète.

A l'état *liquide* elle forme le bassin des mers, fleuves et rivières, et couvre une surface bien plus étendue que celle du sol, car son rapport avec celui-ci est comme 270 : 100.

A l'état de *vapeur*, l'eau qui n'est que le résultat de l'évaporation par l'action des rayons du soleil, et du contact sans cesse renouvelé des molécules aériennes, fait partie intégrante de l'atmosphère au sein de laquelle nous vivons, et reste cachée à nos regards lorsque le temps est très-limpide.

La vapeur d'eau se condense au sommet des montagnes et alimente les différentes sources. Celles-ci en descendant au fond des vallées, grossissent par la rencontre de sources nouvelles, forment des rivières, des fleuves, traversent de vastes pays qu'elles fécondent, et dans leur trajet deviennent pour l'homme un moyen de vie et de communication.

Si nous examinons son action sur nous-mêmes, l'eau a une importance bien grande. Sans cesse en contact avec nos organes, soit à l'état de vapeur, soit à l'état liquide, elle devient partie intégrante de nous-mêmes, se fait le véhicule de notre sang, qui va, lui aussi, comme un fleuve porter la nourriture et la vie dans toute l'étendue de notre organisme.

C'est elle qui entre pour la plus grande part dans la somme des matières qui constituent notre humanité.

Les eaux influent d'une manière puissante sur la température atmosphérique et sur la climatologie.

L'*eau de pluie* est composée de deux parties d'hydrogène et d'une partie d'oxygène en volume, ou de 88, 9 0/0 d'oxygène et 11, 1 d'hydro, gène en poids. Elle est limpide, douce, et sans odeur. Elle renferme des traces notables d'acide nitrique en tous temps, mais particulièrement pendant les orages. Les eaux pluviales influent d'une manière puissante sur la climatologie des différentes contrées.

L'*eau de mer* est d'une couleur variable. Elle a une saveur salée et présente une densité de 1.0286; elle est sans odeur par elle-même, car celle qui est perçue tient aux détritus des végétaux ou des animaux qui gisent sur ses rivages. Dans un kilogr. d'eau de l'océan Atlantique M. Marut a trouvé :

26 g. 600 de chlorure de sodium,
1 g. 232 de chlorure de calcium,
5 g. 154 de chlorure de magnésium,
4 g. 660 de sulfate de soude.

M. Ballard y a trouvé en outre un peu de brôme.

M. Gay-Lussac de l'hydrochlorate de potasse.

Et M. Wollaston du chlorure de potassium.

L'atmosphère maritime est plus pure que celle des continents; elle est plus douce, d'une température plus uniforme, et qui ne dépasse pas en général 30 degrés centigrades et paraît exercer une action tonique sur l'organisme.

Les *eaux courantes* formées par les sources qui viennent d'une profondeur plus ou moins grande, offrent une composition plus ou moins rapprochée des eaux souterraines et peuvent comme elles contenir, en dissolution, des chlorures, des sulfures alcalins, des sulfates, et même de la silice. Ces différentes matières se séparent plus ou moins de leur véhicule à mesure que l'acide carbonique se dégage faute de pression, et que la chaleur diminue. C'est ce qui a bientôt lieu à l'air libre.

Mais, par contre, ces eaux ne tardent pas à acquérir de nouvelles matières qui modifient leur composition et qui dépendent des terrains parcourus, des végétaux qui y croissent et s'y décomposent.

L'eau de rivière renferme une certaine quantité d'air qu'elle a dissous dans son parcours et qui a été évaluée à 0,0287. Cet air contient en moyenne 32 0/0 de gaz oxygène. L'eau des fleuves et rivières, par son agitation perpétuelle, entretient la pureté de l'air, qu'elle tend sans cesse à renouveler; elle est, en outre, par son évaporation, une cause de refroidissement.

Les *eaux stagnantes* forment les lacs, les étangs, les marécages, les marais salants et salés, les lagunes, etc.

Ces amas humides laissent dégager une partie de la matière qui les compose et dont l'action exerce généralement sur l'homme une funeste influence. On donne le nom de marais aux terrains imparfaitement recouverts d'eaux stagnantes douces ou salées, au sein desquelles croupissent des matières animales et végétales, dont la décomposition constitue un foyer inépuisable de maladie et de mort.

La vase des marais renferme des substances gazeuses, telles que le gaz hydrogène protocarboné, de l'azote, de l'acide carbonique, de l'hydrogène sulfuré et enfin de l'hydrogène phosphoré dont les bulles s'enflamment au contact de l'air, et donnent lieu dans les campagnes aux superstitions les plus ridicules.

Les eaux stagnantes agissent principalement sur l'économie par évaporation.

Les miasmes qu'elles dégagent pénètrent ainsi plus facilement par les voies respiratoires de la peau.

L'air atmosphérique est le véhicule des miasmes. Au lever du soleil, ils sont entraînés à une certaine hauteur par la dilatation de l'air atmosphérique ; vers le soir ils retombent et agissent avec une grande intensité.

Au dire de Daniel, dans certaines localités des Apennins, l'action de la mal'aria est tellement puissante pendant la nuit, qu'on a vu des étrangers périr pour avoir voulu sortir durant quelques heures.

Selon M. Boudin, le miasme ne serait pas immédiatement produit par la putréfaction des substances végétales au sein des eaux, mais cette décomposition donnerait naissance à une végétation spéciale dont les émanations seraient la cause directe et véritable de la mal'aria. Cette végétation secondaire serait différente selon les latitudes et les pays, et occasionnerait par sa variété même une diversité dans sa manière d'influencer l'organisme. Ici la peste, là-bas le choléra, plus loin la fièvre jaune.

Nous pouvons conclure de ce qui précède deux faits très importants :

Le grand danger des eaux stagnantes, fussent-elles même pures;

Le grand avantage hygiénique des cours d'eau, dont la pureté n'est pas altérée, et par conséquent l'importance de ne pas souiller les fleuves et rivières, par le déversement des eaux d'égouts et des eaux impures industrielles.

On pourra s'en convaincre en examinant les analyses suivantes dues à M. Boudet, qui mesurent nettement le degré croissant d'insalubrité des eaux de la Seine prises à distance, en amont et en aval de Paris, et sur la traversée même de Paris.

	Quantité d'oxygène libre dissoute dans *un litre* d'eau.
En amont de Corbeil.	9 32
A 1,500 mètres en aval du pont de Corbeil	8 75
Au pont d'Ivry	8 »
Au viaduc d'Auteuil.	5 90
Au pont de Billancourt.	5 69
Au pont de Sèvres.	5 40
Au barrage de Suresnes.	5 32
A Saint-Denis	2 »

On le voit, la quantité d'oxygène dissoute va en décroissant, par suite l'infection augmente progressivement; et pourtant la presque totalité des eaux d'égouts de la rive gauche est recueillie par le siphon, qui passant sous la Seine, à la hauteur du pont de la Concorde, les transporte dans le grand collecteur de la rive droite, c'est-à-dire de celui qui se termine en Seine, à Clichy-Asnières.

A son entrée sur le territoire de Paris, l'eau est claire, saine, et contient par litre d'eau 7 à 8 d'oxygène libre.

A quelques centaines de mètres du point où le collecteur de Clichy déverse journellement ses 290,000 mètres cubes d'eau fétides et grasses, contenant, d'après M. Boudet, 580 tonnes de matières en *suspension* qui obstruent le lit du fleuve, et autant de matières infectes en solution, qui empoisonnent les eaux, la quantité d'oxygène descend subitement à 1,75 par litre.

Dans ces conditions, l'eau ne peut plus faire vivre les poissons, les mollusques et les herbes d'une organisation avancée; elle est puante, impropre aux usages domestiques et dangereuse pour la santé publique.

PREMIÈRE PARTIE

Salubrité

CHAPITRE PREMIER

Des causes d'insalubrité dans les villes

Les produits du sol, animaux ou végétaux, sont utilisés comme matières alimentaires, ou comme matières industrielles.

Dans les campagnes, les déchets de cette double consommation sont généralement rendus au sol, et la décomposition de ces débris essentiellement fermentescibles se fait au profit des plantes. Le sol est enrichi et l'air n'est pas infecté.

Dans les villes, au contraire, tous ces déchets se trouvent concentrés dans un espace relativement restreint ; ils s'y échauffent, ils y dégagent, par la fermentation, des émanations délétères, ils s'y perdent dans les ruisseaux, dans les égouts, dans les rivières, et jusque dans le sous-sol des habitations.

L'infection est permanente et la mortalité relativement plus forte que dans les campagnes.

L'homme produit la matière fécale et les urines ;

La maison, les déchets de ménage, les eaux grasses ;

L'usine, les débris et résidus de tous les produits animaux, végétaux et minéraux.

Où vont toutes ces matières, la plupart susceptibles de décomposition et de fermentation putride ? — Dans la rue ou dans le sous-sol, dans l'égout ou dans la rivière.

Ou bien encore on les dépose aux abords des villes, dans des lieux dits voiries, dépotoirs, et l'on ne fait ainsi que déplacer le foyer de l'infection, que le vent rapporte au centre même des populations.

La question de l'hygiène publique est donc intimement liée à celle de la collecte, de l'aménagement et de l'enlèvement salubre de toutes ces causes de maladies et de mortalité.

Il ne suffit pas de donner plus d'air et plus de lumière aux rues et aux habitations — ce qui est déjà un progrès ; — il faut encore que l'air respirable ne soit plus vicié par des émanations délétères et des miasmes putrides.

Il ne suffit pas de fournir plus d'eau aux habitations, il faut encore que les eaux potables soient saines et pures, et que les cours d'eau ne soient pas altérés par des infiltrations ou des affluents d'eaux impures, comme celles des fosses de vidange, par exemple, et comme celles des eaux d'égout (1).

Pour désinfecter complétement une quantité déterminée d'urine, il faut la mélanger avec 300 fois le même volume d'eau. — Un homme rendant par 24 heures en moyenne 1,175 grammes d'urine, soit par année 439 kilog. en chiffre rond, il faudrait donc employer 131,662 litres d'eau, de sorte que la dilution convenable des urines émises par une ville de 2,000,000 d'âmes, telle que Paris, exigerait à elle seule l'emploi d'environ 262,000,000 de tonnes ou mètres cubes d'eau par année.

Il reste donc beaucoup à faire pour la salubrité.

Les déjections de l'homme et ses urines sont jetées à l'égout ou livrées à une dessiccation désastreuse qui les réduit à un dixième de leur volume et de leur richesse.

Des masses de matières fertilisantes, telles que cendres, suie, crottin

---

(1) *Extrait du* SIÈCLE, 8 *mai* 1866

« Voici d'instructifs documents que nous empruntons à un intéressant travail publié par M. le docteur Reimbault, dans les *Annales du conseil d'hygiène et de salubrité de la Loire.*

« Le Furens, qui sert à peu près d'égout collecteur à la ville de Saint-Etienne, n'a pas une masse d'eau suffisante pour entraîner au loin les immondices dont il est obstrué, et dans la partie basse de la ville, dans le canton nord-est, sur 1,000 enfants âgés de moins d'un an, il en meurt annuellement 613, tandis que dans d'autres quartiers, dans le canton sud-est, par exemple, il n'en meurt que 304. Dans ce même canton nord-est, la vie moyenne n'est que de 21 ans, tandis que, dans d'autres, elle est de 31 ans.

« Il y a évidemment ici quelque chose à faire, et à faire sans retard. Doter les villes de grandes rues, de beaux squares, de superbes édifices, c'est bien ; mais si je n'ai que 21 ans pour y circuler, en jouir, y respirer. . . . ce n'est vraiment pas assez. »

des rues, débris de légumes, etc., sont emportées par l'eau du ruisseau et le courant de l'égout.

Il y a donc aussi beaucoup à faire pour l'agriculture.

Le mal est grand, et il est urgent d'y remédier.

CHAPITRE II

Moyens proposés pour atténuer les causes d'insalubrité dans les villes.

Si l'on paraît d'accord aujourd'hui sur la nécessité d'améliorer ce qui existe, on ne l'est guère sur les moyens à employer à cet effet.

Ainsi qu'il arrive d'ordinaire en pareil cas, on a envisagé la question d'après des théories opposées, et, des recherches faites sur ces bases diverses, sont sorties des opinions différentes, mais qui se résument toutes, en somme, en deux méthodes principales, qui ont servi chacune de terme de ralliement à deux sortes d'écoles.

Dans la première, que nous appellerons *école de l'Écoulement,* on veut entraîner les vidanges et les immondices diverses des villes par un vaste drainage, par un système d'égouts, loin de l'agglomération, sauf à utiliser ensuite autant que possible ces résidus dilués, et les eaux qui les contiennent.

Dans la seconde, que nous désignerons sous le nom d'*école de l'Enlèvement*, on soutient que les détritus des villes et les excréments doivent être enlevés directement aux lieux mêmes de production et traités d'une manière spéciale.

§ 1. — SYSTÈME DE L'ÉCOULEMENT

Cette méthode a pris naissance à Rome. — Avant Agrippa, l'écoulement était bien imparfait puisqu'on ne comptait que sur les eaux pluviales pour entraîner les matières; mais depuis la construction de ces magnifiques aqueducs dont les ruines sont encore aujourd'hui un si juste objet d'admiration, on peut croire que tout était réellement entraîné, et que le « cloaque » de Rome ne ressemblait guère à ce que nous appelons aujourd'hui de ce nom.

D'excellents poissons y vivaient, et son ouverture sur le Forum était le rendez-vous des promeneurs.

Mais si la salubrité était assurée dans la ville, grâce aux rivières entières qu'on jetait dans les cloaques, il va sans dire que tout était perdu pour l'agriculture. Les eaux s'en allaient au Tibre et de là à la mer, sans que personne songeât à les utiliser. — A ce seul point de vue il est impossible de voir là une solution du problème que nous étudions en ce moment.

Les défenseurs modernes de la théorie de l'écoulement ont parfaitement compris le point faible de leur système, et ont tout mis en œuvre naturellement pour écarter l'objection résultant des faits qui précèdent et qu'on ne pouvait manquer de leur opposer.

En face de l'impossibilité où l'on se trouvait de jeter dans les égouts des masses d'eau aussi considérables que celles qui coulaient dans les égouts de Rome, on a cherché à renfermer dans les égouts mêmes les gaz délétères et à en arrêter tout dégagement à la surface ou à les purifier de leurs éléments nuisibles. De là l'emploi des bascules à siphons, filtres à charbons, coupe-air, etc.

En outre, pour la sauvegarde des intérêts hygiéniques aussi bien que des intérêts agricoles, il a été décidé que dorénavant les produits des égouts ne seraient plus jetés dans les cours d'eau, mais employés sur le sol.

Sur l'emploi de ces eaux on ne s'est pas encore trouvé d'accord. Il faut arroser uniquement des prairies, disent ceux-ci; il ne faut irriguer que des terres labourables, répondent ceux-là. Il y en a qui sont pour le système mixte, d'autres pour le colmatage, d'autres pour une application à la culture maraîchère.

Ce n'est pas ici qu'il convient d'entrer dans la description de la discussion du meilleur moyen d'utiliser les eaux d'égouts. Nous renverrons à cet égard à notre travail de 1870, intitulé : *Essai sur la fertilisation et l'assainissement*, etc., qui a obtenu le 1er prix fondé par la Société des Agriculteurs de France (Voir le tableau de cette Société contenant l'historique et le résumé de ses travaux — exposé sous le n° 235 dans la Xe classe.)

Nous nous bornerons à dire que la théorie de l'écoulement a réuni de nombreux partisans qui sont parvenus à la faire mettre en pratique :

En Angleterre (Entreprise Hope et Wapin à Londres);

En France (Paris-Gennevilliers);

En Belgique (Bruxelles).

Mais on ne peut dire que la question soit résolue. — On n'en est toujours qu'à la période des essais et des tâtonnements.

C'est à Paris que les plus grands efforts ont été poursuivis et avec une persévérance remarquable, nonobstant l'insuccès de la grande Compagnie anglaise du Metropolis-Sewage.

Après avoir étudié les divers systèmes, proposant tour à tour :

a. Le prolongement des grands collecteurs jusqu'à la mer ;
b. La dilution des eaux d'égouts avant leur arrivée en rivière ;
c. La filtration et la décantation de ces eaux ;
d. Leur épuration chimique, etc.
e. Leur utilisation agricole.

On a été conduit à reconnaître que c'est principalement dans l'action combinée du sol et de la végétation qu'il convenait de chercher une solution pratique et immédiate.

En effet, par l'irrigation dirigée sur un sol perméable, les eaux d'égouts s'épurent et deviennent productives et fertilisantes.

Rien de mieux établi que l'épuration des eaux qui arrivent à la rivière après avoir traversé un sous-sol naturellement perméable, ou convenablement drainé. Rien de mieux démontré que le fait de ces matières en suspension retenues dans la couche supérieure du sol cultivé, laissant absorber par la végétation leurs principes organiques azotés, ou les faisant oxyder par le sous-sol (aussi longtemps qu'il conserve sa perméabilité). L'application de ces données scientifiques, faites par la Ville de Paris dans la plaine de Gennevilliers, a prouvé une fois de plus l'exactitude des principes.

Mais elle a démontré également que la réussite de l'opération est une question de *mesure* ainsi que nous le disions en 1865, dans nos publications relatives à l'utilisation des eaux d'égouts, et si l'on veut établir le compte *exact et complet* des dépenses et des recettes effectuées, on pourra se convaincre que l'utilisation du sewage (eaux d'égout) dans la plaine de Gennevilliers, comme ailleurs, ne sera jamais une opération lucrative.

C'est une *nécessité*, c'est une *charge*, pour les villes qui se trouvent dans l'obligation de rendre inoffensive les eaux de leurs égouts. Et encore faut-il qu'elles puissent disposer d'étendues considérables de terrains perméables reposant sur un fonds imperméable, en déclivité naturelle vers les vallées et les cours d'eau.

En effet, on prétendait faire absorber au sol annuellement 50,000 mètres cubes d'eau par hectare, et conséquemment on assurait que les 2,000 hectares du filtre naturel que présente la plaine de Gennevilliers suffiraient pour épurer et utiliser les 200,000,000 de mètres cubes d'eau d'égout que débitent les grands collecteurs de Clichy et de St-Ouen, mais on ne tarda pas à constater qu'on ne pouvait dépasser la dose de 10 à 15,000 mètres cubes d'eau par hectare, et en conséquence on reconnut la nécessité d'étendre considérablement le champ superficiel destiné aux irrigations. On fait donc une enquête actuellement à l'effet de construire un nouveau canal qui amènera les égouts sur les communes de Colombes, de Nanterre, les fera traverser la Seine à Bezons pour venir les déverser dans cette bouche du fleuve comprise entre Bezons, Sartrouville et la forêt de St-Germain. L'irrigation trouvera dans ce nouvel espace un champ d'action supplémentaire d'environ 2,000 hectares convenablement disposé.

Mais que de dépenses encore à faire de ce chef! Et en s'imposant des sacrifices si importants, a-t-on du moins la certitude que l'on pourra faire absorber au sol les quantités d'azote contenues dans les eaux des collecteurs? Les ingénieurs de la Ville de Paris eux-mêmes vont nous le dire.

MM. Mille et Durand-Claye, dans leur rapport pour l'année 1870, établissent que l'azote emporté par les eaux d'égouts représente 4,300 tonnes par an ; et M. Belgrand ajoute que ces 4,300 tonnes suffiraient pour fertiliser 64,000 hectares de terre arable.

Comment espérer que 3 à 4,000 hectares suffiront là où 64,000 hectares seraient indispensables, et dans ce cas que dire d'un tel gaspillage d'azote au détriment de 60,000 autres hectares?

Dans la brochure qu'il a publiée l'an dernier sur l'assainissement de Paris, M. Justin Dromel signale des extraits de publications dues à M. de Freycinet, M. le docteur Lévy, (*France*) — M. Ch. Naudin, *North-British agriculturist Society's Journal,* qui établissent que la culture maraîchère faite à l'aide du sewage n'est pas sans danger pour l'hygiène publique — et par les exhalaisons putrides qu'elle dégage, et par les aliments insalubres qu'elle fournit pour les hommes et pour les animaux.

M. Justin Dromel conclut en ces termes :

« Jusqu'à présent nous n'étions menacés que par l'air que nous res-
« pirons, et l'eau que nous étions exposés à boire ; à l'avenir, c'est dans
« nos aliments mêmes que nous serait servi le poison.

« Si l'entreprise de Gennevilliers a été une erreur, mais une erreur
« excusable, et jusqu'à certain point *méritoire*, la perpétuer et l'ag-
« graver, même en la déplaçant, serait un crime ! »

Certes, c'est en matière d'hygiène publique que l'on peut dire avec raison que l'argent n'est *rien* — et que la sécurité de la santé publique est *tout.*

Mais les grands travaux, c'est-à-dire les grandes dépenses, ne sont admissibles qu'autant qu'ils sont utiles. Et à quoi bon immobiliser des centaines de millions pour faire des marais pontins, ou disséminer sur d'immenses sufaces des eaux à mauvaise odeur, et à dépôt putrescible, et d'une utilité si contestable.

M. le docteur Prosper de Pietra Santa, rédacteur en chef du *journal d'hygiène*, s'est chargé de répondre cette année à la brochure de M. J. Dromel, par une autre publication traitant du même sujet. Il a établi : 1° Que pour assainir la Seine, il est indispensable que les eaux d'égout en soient détournées en totalité ; 2° Il a affirmé le succès absolu des expériences agricoles de Gennevilliers et l'utilité d'étendre l'irrigation aux terrains domaniaux de la forêt de Saint-Germain ; 3° Mais il a laissé de côté les chiffres et les calculs qui constituent la partie financière du problème.

Nous n'entendons pas rentrer dans une discussion que nous avons épuisée en temps opportun lors des premières études entreprises à Paris et à Bruxelles à cet égard.

Nous nous bornerons à faire remarquer de nouveau que toutes les villes ne disposent pas des terrains convenables et d'une étendue suffisante pour recevoir et épurer par irrigations les eaux de leurs égouts, — qu'en outre elles n'ont pas toujours les millions nécessaires à la construction des égouts, des machines, des canaux et champs d'irrigation et qu'alors elles peuvent trouver dans les applications du système de la collecte salubre, de l'enlèvement rapide, et du traitement économique de leurs vidanges et immondices, un moyen d'assurer leur salubrité, plus certain, moins dispendieux, et plus généralement utile à l'agriculture ; l'indication du meilleur système à adopter en ce cas fera l'objet du paragraphe suivant.

§ 2. — SYSTÈME DE L'ENLÈVEMENT.

Remarquons d'abord que les villes mêmes qui disposent d'un réseau complet d'égouts et d'une large distribution d'eau servant de diluant et de véhicule aux matières que l'on y projette, sont néanmoins contraintes de recourir au système d'enlèvement par voitures et bateaux pour se débarrasser de leurs immondices pâteux et solides.

Ainsi c'est par voitures spéciales que l'on enlève encore à Paris la majeure partie des vidanges, les déchets de ménages, les balayures des rues, des halles et marchés, le sang des abattoirs, les chiffons, les déchets de poils, plumes, les animaux morts, les lies de vins, marcs de pommes, les cendres, les suies, les décombres de démolitions, etc.

Il n'y a guère que les eaux ménagères, les eaux de toilette, les urines, les eaux de lavage des water-closets entraînant une faible partie des matières fécales et certaines eaux de lavages des rues, et de résidus d'usines, qui aillent à l'égout ; et malgré le flux abondant de l'eau qui les entraîne, de l'avis même de M. Mille, ingénieur en chef de la ville de Paris, elles « y rencontrent les conditions d'une prompte « désorganisation. — Déjà privées de la force vitale, plongées dans une

» eau toujours tiède, roulant pêle-mêle avec des particules minérales
» auxquelles elles tendent à s'unir, elles subissent une décomposition
» immédiate et désordonnée. — Cependant Paris dispose actuellement
» de 415,000 mètres cubes d'eau par 24 heures, soit 230 litres par
» habitant et par jour.

» A Londres, dit le savant docteur Way, le sewage, c'est-à-dire
» l'eau d'égout, a une odeur putride et l'odeur principale est celle de
» l'hydrogène sulfuré. — Londres n'a que 125 litres d'eau par tête
» d'habitant et par jour.

» Or, dit M. Mille, l'hydrogène sulfuré accompagne toujours la
» putréfaction et ce gaz méphitique attaque, même à faible dose, la
» constitution, cause des nausées, des vomissements, la perte d'appétit,
» et une fièvre lente. »

Ces eaux fermentées peuvent-elles être désinfectées pendant leur marche ? Pourraient-elles l'être au repos à leur sortie de l'égout ? Non, la science avoue son impuissance.

N'est-il pas plus logique et plus simple de remédier au mal en supprimant la cause, et de diminuer l'infection des égouts en cessant d'y jeter les matières putrescibles qui produisent cette infection ?

Ne vaut-il pas mieux recueillir ces matières sur place, et les préserver d'une décomposition trop rapide pour les restituer à l'agriculture dans un état facilement maniable, transportable et conservable sans déperdition sensible de leur richesse fertilisante ?

Telle est la question dont nous poursuivons la solution, et voici les principes et les faits sur lesquels nous nous basons pour la réaliser.

Matières alvines, déjections animales, sang, chairs des animaux, etc.

Dans un mémoire présenté en 1829 à la Société centrale d'Agriculture, et qui obtint en 1830 le 1er prix du concours, l'illustre Payen, membre de l'Institut, avait indiqué l'emploi de la terre séchée au four pour absorber et mettre à l'abri des déperditions ultérieures, le sang et les matières excrémentielles destinés à servir d'engrais.

Depuis quelques années, on a effectivement employé avec succès dans les exploitations rurales bien dirigées, la terre sèche comme excipient des excréments liquides et solides, remplaçant ainsi avec avantage la totalité ou seulement une partie de la paille employée pour la litière des animaux. On en est venu même, en profitant de certains moyens naturels de dessiccation, à enrichir d'azote ces litières terreuses en leur faisant absorber une nouvelle quantité d'urine.

Poursuivant l'étude pratique de l'emploi des diverses litières terreuses les plus propres à emmagasiner et à conserver la richesse fertilisante des déjections animales, M. Payen est arrivé aux conclusions suivantes, qu'il a communiquées à l'Académie des sciences. (Voir extraits des Mémoires de la Société impériale et centrale d'Agriculture. 1859.)

La chaux, en proportions qui rendent le mélange pâteux, peut conserver à l'air, pendant six jours, la plus grande partie des matières azotées de l'urine et presque *la totalité* (plus même que l'argile, la craie, la marne, etc., etc.), lorsque le mélange est en couche épaisse.

Ainsi 100 cent. cubes d'urine analysée à l'état normal et contenant azote 1,180, mêlée à 140 cent. cubes de chaux, et exposée à l'air pendant 6 jours, en contenaient encore 0,956.

N. B. — « Il est essentiel de remarquer ici que dans l'urine récente » il y a fort peu de sels ammoniacaux tout formés, si peu même, que des » agriculteurs fort habiles sont parvenus à assainir leurs bergeries en » maintenant sous le sol une épaisse couche de chaux, qui constituait » plus tard un bon engrais. »

La paille imprégnée d'urine et étendue en couche mince avait fait perdre en moyenne les 0,86 de l'azote de l'urine, et n'en contenait donc plus que 0,14 0/0 au bout de 6 jours. — En couche épaisse, la déperdition, un peu moins considérable, fut encore, en moyenne, égale aux 0,813 de la quantité totale.

D'autres expériences furent entreprises dans la vue d'apprécier l'influence que pourrait avoir le tassement des litières d'argile calcinée, et de paille, seule déperdition de l'azote. Elles démontrèrent que le *tassement* sur la litière d'argile n'avait aucune influence favorable, mais que les litières de paille bien *tassées* perdaient moins que les litières pailleuses non tassées.

Dans la 11e série des expériences poursuivies, M. Payen constate que la *chaux vive* employée se montrait aussi efficace pour préserver l'urine des altérations spontanées que l'*hydrate de chaux* pulvérulent (Voir folio 15 du livre intitulé : *Des litières terreuses,* Payen,) les morceaux de chaux vive s'hydrataient très-lentement sous l'influence de l'urine ; celle-ci resta longtemps en excès à la superficie ; les morceaux se sont ensuite désagrégés peu à peu en fragments anguleux, qui continuèrent à se subdiviser pendant plus de 24 heures, tandis que l'eau pure déterminait en quelques minutes la désagrégation et l'hydratation de la chaux vive prise dans la même pierre calcinée.

Dans ces expériences, la chaux vive avait donné lieu à une perte de.............................. 7,6 0/0 d'azote

La paille coupée avait donné lieu à une perte de.. 48,6 0/0 —

Une dernière série d'expériences fut destinée à constater si les matières azotées, rendues stables par l'action de la chaux, se pourraient décomposer après l'action de l'acide carbonique qui saturerait toute la chaux, et d'un autre côté, à déterminer le pouvoir que l'hydrate de chaux, employé en faible proportion, aurait pour préserver d'altération les substances azotées de l'urine, pendant la concentration lente de ce liquide.

100 cent. cubes d'urine d'homme contenant à l'état normal 1,035 d'azote, furent mélangés à 5 gr. de chaux, douze heures après l'émission, — le liquide ainsi préparé resta ensuite 24 heures avant l'évaporation à siccité, et rendit ensuite à l'analyse 0,935 d'azote. La même quantité d'urine humaine, traitée dans les mêmes conditions avec 2 gr. de chaux seulement, et évaporée à sec, rendit 0,934 d'azote. M. Payen conclut de ces nouvelles expériences que :

1° Pour la conservation des substances azotées de l'urine, la *chaux occupe le 1er rang*, puis l'argile, tandis que la craie laisse réaliser les plus fortes déperditions ;

2° *Un tassement très-énergique* et l'exclusion de la presque totalité de l'air, au moyen de l'interposition de l'urine elle-même, semble pouvoir réaliser les meilleures conditions pour conserver les fumiers ordinaires ;

3° Enfin, l'addition de 0,1 de chaux hydratée à l'urine récente, semble offrir le moyen de concentrer ensuite le liquide sans déperdition notable. Peut-être une dose de chaux cinq fois moindre suffirait-elle dans un système d'évaporation rapide, et permettrait-elle, en utilisant toutes les matières solides des urines, de résoudre un des plus importants problèmes dont on se préoccupe depuis longtemps, dans l'intérêt de l'agriculture et de la salubrité publique.

Poursuivant ses études et ses expériences pratiques en vue de déterminer : *l'influence de la fermentation spontanée avant l'emploi de la chaux, — l'influence des ferments, — l'influence d'un délai de 6 à 24 heures avant l'addition de la chaux, — la décomposition spontanée des composés de chaux et des matières organiques de l'urine, après la saturation par l'acide carbonique,* M. Payen aboutit aux conclusions suivantes :

1° La fermentation spontanée, établie dans l'urine pendant 34 jours, à la température de 19° 5, et avant l'emploi de la chaux, peut porter la déperdition d'azote à 70 centièmes ;

2° Le mélange du ferment spécial accroît cette déperdition, et peut la porter à 85 0/0 au bout de 13 jours;

3° Il est donc fort important d'ajouter la chaux le plus tôt possible dans l'urine que l'on veut préserver de déperdition, et d'éviter toute fermentation préalable, surtout celle qui est activée par le ferment;

4° La chaux hydratée, en très-faible proportion (0,02), peut servir à la conservation des principes azotés des fumiers;

5° Les applications que l'on en fera laisseront aux mélanges la faculté de dégager ultérieurement des produits ammoniacaux utiles aux plantes; ce dégagement aura lieu graduellement, lorsque l'humidité des terres en culture et l'acide carbonique ambiant convertiront la base, unie aux substances organiques, en carbonate calcaire, doué d'une énergie remarquable pour favoriser la décomposition spontanée de ces substances;

6° La faculté de ralentir la décomposition du sang, que possède la chaux, est d'autant plus forte, que les doses de cette base hydratée s'élèvent de 2 à 5 et de 5 à 10 grammes pour 100 centimètres cubes;

7° La chaux et l'acide sulfurique exercent également une grande influence sur la résistance de la fibrine à la fermentation.

M. Dobès, professeur de physique à Marseille, fit également des expériences très-intéressantes relatives à l'action antiseptique que la chaux exerce sur l'urine pendant toute la durée de la concentration de ce liquide, et à l'effet analogue que produit la chaux sur la chair musculaire et le sang des animaux.

M. Bobierre, professeur de chimie à Nantes, vint à son tour fournir des renseignements utiles à l'appui de ces observations.

En résumé, il est aujourd'hui nettement démontré que : *la chaux hydratée* ajoutée aux *urines récentes,* prévient ou ralentit beaucoup leur fermentation, ainsi que les déperditions ultérieures; tandis qu'introduite *après une fermentation avancée, cette base* occasionne au contraire un dégagement notable et une déperdition en s'emparant de l'acide carbonique et mettant l'ammoniaque en liberté.

Ajoutons comme principes également reconnus et incontestables:

1° Que l'eau n'est pas un désinfectant proprement dit, mais un *diluant*;

2° Que la fermentation et la décomposition des matières alvines s'opèrent bien plus promptement, quand elles sont mélangées intimement, que si les urines sont séparées des matières fécales;

3° Que la décomposition des urines et des eaux vannes est plus rapide que celle des matières solides.

Dès lors la méthode à suivre est tout indiquée.

Il ne s'agit plus que de recueillir séparément les urines et les matières fécales, d'en écarter les eaux de lavage pour ne pas en diminuer la richesse fertilisante, d'en prévenir autant que possible la fermentation, de les enlever d'une manière convenable et hygiénique pour les transporter rapidement à l'usine qui les convertira au fur et à mesure de leur arrivée en engrais et produits fixes, conservables sans appauvrissement sensible, et sans inconvénients pour la salubrité publique.

§ 3. DESCRIPTION DES PROCÉDÉS MIS EN USAGE PAR LA COMPAGNIE CHAUFOURNIÈRE DE L'OUEST

Ainsi que nous venons de le dire, la fabrication de la Compagnie chaufournière de l'Ouest repose essentiellement sur la séparation des matières solides sur le lieu de production même, et dans l'emploi de ces matières et des urines avant qu'elles n'aient été soumises à la fermentation.

Il existe divers moyens d'effectuer cetre séparation, et d'empêcher la dilution des urines même dans les water-closets.

La division peut s'opérer au siége même du cabinet d'aisances, à l'aide des cuvettes des systèmes Renard, Tacon, Dumuis, Jennings, etc., etc.

Sinon elle peut être opérée au bas du tuyau de chute des matières. avant d'arriver à la fosse, par les appareils Victor-Marie, Fortin Hermann, etc.

Ou bien encore elle peut être effectuée dans la fosse même par les appareils Canier, Mercier, etc., etc. (1)

Une commission nommée par le Ministre de l'Instruction publique pour examiner les divers systèmes tendant à la séparation des matières et l'expulsion des liquides après division, déposa, en 1868, un rapport dont voici les conclusions :

1° Dans tous les cas qui peuvent se présenter, il convient d'adopter un système diviseur; 2° les systèmes diviseurs mobiles sont préférables aux diviseurs fixes, malgré le prix plus élevé de la vidange, à cause de la facilité qu'ils donnent d'enlever *rapidement* et *sans odeur* les matières putrescibles ; 3° dans l'état actuel, et sans penser que l'on ait atteint la perfection, le séparateur qui donne les meilleurs résultats est l'appareil Dugléré.

Or, le système Dugléré consiste à faire tomber les solides et liquides dans un cylindre troué, placé dans un autre cylindre à parois pleines, et destiné à recevoir les liquides qu'on expulse par un tuyau placé au fond où sur le côté.

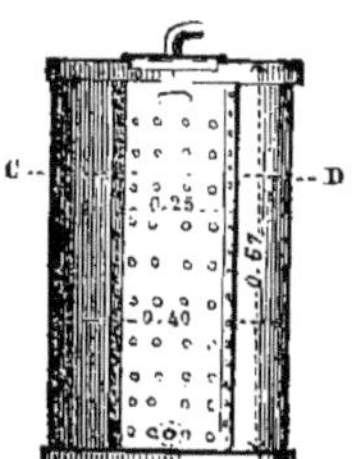

COUPE D'UNE BOITE DIVISEUR

Nous avons perfectionné et simplifié l'appareil Dugléré en remplaçant les deux cylindres par un seul, muni d'une vanne verticale mobile perforée, de $0^{m},25$ de largeur. (*V. planche ci-contre.*)

(1) Les limites de cette notice ne nous permettent pas d'entrer dans l'examen détaillé de ces divers appareils, qui sont d'ailleurs très-connus et très-répandus en France.

Fosses mobiles à système diviseur perfectionné.

Nos fosses mobiles sont en tôle galvanisée, d'une hauteur de 0^{m},70 à 0^{m},80, par un diamètre de 0^{m},40.

Leur capacité est donc de 80 à 100 litres.

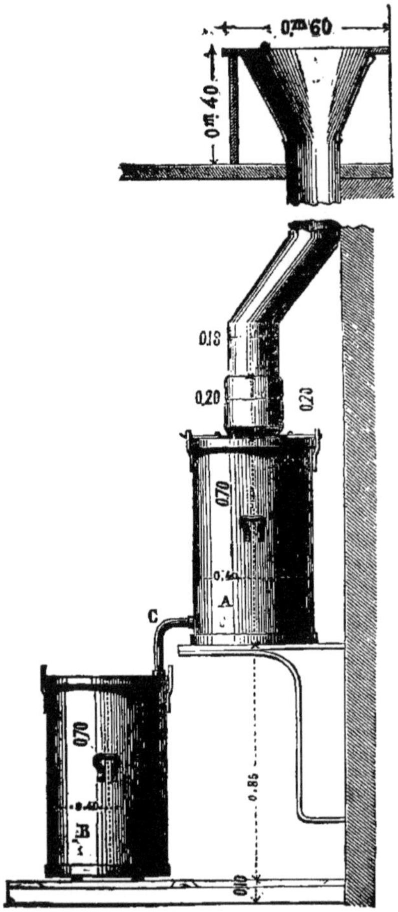

Elles se ferment hermétiquement, et sont facilement placées et enlevées par deux hommes, au moyen des anses qui y sont adaptées.

Elles s'ajustent au tuyau de chute des cabinets d'aisances, à l'aide d'un tuyau de raccord en zinc, à glissière et à bayonnette, dit manchon, qui repose sur l'orifice central de la fosse mobile et qu'on relève pour enlever la fosse. (*V. le dessin ci-contre de l'appareil sur boîtes.*)

Ces fosses mobiles se ferment hermétiquement lorsqu'on les enlève, à l'aide d'un couvercle s'adaptant sur l'orifice central au moyen de deux clavettes.

On les remplace par des récipients nettoyés et on les emporte dans une voiture fermée, de très- propre apparence, que deux chevaux emmènent au grand trot au lieu de dépôt.

Voici sur nos fosses mobiles à diviseur et nos modes d'enlèvement, l'opinion d'une commission belge chargée, en 1863, par le Gouverneur du Brabant, de visiter notre usine de Paris et d'apprécier notre système :

APPAREIL SUR BOITES (ÉLÉVATION)

« Depuis huit heures du matin jusqu'à huit heures du soir, des voi-
« tures bien closes et dont l'espèce d'élégance dissimule l'usage auquel
« elles sont destinées, partent de l'Établissement central avec quinze

« fosses mobiles vides (séparateurs), d'une capacité de 70 litres chacune, « et soigneusement lavées à grande eau avec des brosses de chiendent; « elles font cinq à six voyages par jour.

« Ces séparateurs sont échangés chez les particuliers, dans les hôtels « et dans les casernes, contre autant de séparateurs remplis de ma- « tières fécales et hermétiquement fermés par un mécanisme ingénieux. « A chaque voiture sont attachés deux ouvriers chargés de cet « échange. Lorsque la voiture a reçu ses quinze séparateurs pleins « contre ses quinze séparateurs vides, elle est dirigée vers l'usine cen- « trale, où la conversion en engrais sec et inodore se fait immédiate- « ment, et cela de telle façon que le séparateur est à peine ouvert que « déjà son contenu est en contact avec la chaux éteinte.

« Nous avons suivi les voitures qui font le service des casernes de « Babylone et des Cent-Gardes; nous y avons eu accès et nous avons « assisté à l'enlèvement et au remplacement des séparateurs, et nous « devons convenir que la vue ni l'odorat n'ont rien à souffrir de cette « opération qui se fait avec une rapidité et une promptitude merveil- « leuses. Chez le particulier où, en général, il n'y a qu'un séparateur, « quelques minutes suffisent pour le service. » (*Extrait du rapport de la Commission du 18 septembre 1863.*)

En outre de son mérite de salubrité et de facilité d'enlèvement, la fosse mobile a sur la fosse fixe l'avantage de coûter dix fois moins cher, comme établissement et entretien, et moitié moins comme vidange. — De plus, elle ne produit ni infiltration ni tassement dans les murs du sous-sol.

« Neuf maisons, que nous pourrions citer, coûtent annuellement à « leurs propriétaires 2,893 fr. 20 de dépenses pour la mise à sec de « leurs fosses fixes.

« Avec la fosse mobile à diviseur, la moyenne de la dépense ne serait « que de 1,083 fr., d'où un bénéfice net pour le propriétaire de 1,810 fr. « 20 c., ce qui fait une économie annuelle de 201 fr. 13 c. par maison « et de 1,229,105 fr. pour les 55,000 maisons de Paris. (*Extrait du journal* l'Époque *du 15 décembre 1865.*)

Si on applique aux water-closets actuels, ou aux tuyaux de chute le système de la séparation des eaux de lavage, on réalisera une économie considérable, car dans les water-closets ordinaires, la chute d'eau claire affectée au lavage est six fois plus considérable que le volume des déjections.

Sur nos conseils, MM. Dumuis, Lavater, Nÿblet, Tacon et autres constructeurs de Paris, ont trouvé divers moyens d'employer l'eau pure au lavage des cuvettes des water-closets et des urinoirs, sans que cette eau se mêle aux déjections et aux urines, et de concilier ainsi les exigences de la propreté avec les avantages d'une collecte complète des engrais humains à l'état naturel.

Ces appareils, très-répandus aujourd'hui, out fonctionné notamment dans les water-closets et les urinoirs du compartiment français au Champ-de-Mars, lors de l'Exposition internationale de 1867 et ont valu une médaille spéciale d'installation à M. L. Renard.

Dans notre appareil récepteur à tinettes filtrantes, la fosse mobile supérieure reçoit d'abord toutes les matières alvines, conserve les matières solides, et laisse filtrer les liquides dans la fosse mobile inférieure. — Celle-ci est à peu près remplie de chaux hydratée dans laquelle s'épongent et se solidifient les urines. C'est là le point remarquable du système.

Quant aux urines qu'on se propose de rendre imputrescibles jusqu'au moment de leur conversion en engrais fixes, on les recueille dans une tinette enduite de chaux, et dans laquelle on a déposé une petite quantité de chaux hydratée en poudre. Comme les liquides sont plus abondants que les solides, on multiplie les boîtes inférieures, en les faisant communiquer entre elles, de manière que la seconde reçoive le trop plein de la première, et ainsi de suite jusqu'à la dernière, qui est munie d'un tuyau de sûreté vidant à l'égout le trop plein éventuel, rendu *imputrescible*.

Or, on le sait, l'urine est le liquide fermentescible par excellence; aussi son transport est-il presque impossible par tous autres moyens, tandis qu'en le faisant absorber par la chaux grasse préalablement éteinte et hydratée à 5 p. 0/0 de son poids, les produits fertilisants de trois hectolitres d'urine sont emmagasinés dans un hectolitre de chaux.

Cette supersaturation de la chaux en farine se fait d'elle-même, soit sur place, dans les urinoirs (comme l'indique le croquis ci-contre) à l'aide de fosses mobiles du système diviseur surmontées d'un chapeau *ad hoc*, ou dans tout autre système d'urinoir, disposé convenablement, soit dans nos usines.

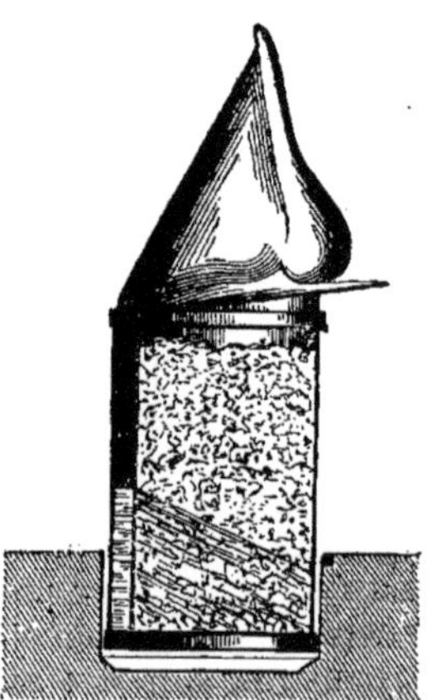

COUPE D'UN URINOIR
A CHAUX SUPERSATURÉE

Elle se fait également avec les liquides riches des fosses mobiles à diviseur, appliquées aux water-closets, et dans un récipient séparé, destiné à recevoir les liquides filtrés.

Ce récipient peut être une ancienne fosse fixe, nettoyée et chaulée, sur laquelle on superposerait la tinette filtrante recevant les matières fécales. Le liquide pourrait y être rendu imputrescible, et être ensuite aspiré, soit dans une voiture où l'on aurait fait le vide par le système barométrique, soit à l'aide d'une pompe qui le foulerait dans un tonneau de vidange ordinaire.

Mais l'emploi des moyens pneumatiques présente à tous égards beaucoup plus d'avantages.

L'album de la Compagnie Chaufournière de l'Ouest et la brochure publiée en 1867, sur l'assainissement des villes et l'enrichissement des campagnes, indiquent de nombreuses applications et dispositions diverses du système de récolte des matières alvines, dans des appareils diviseurs, placés sur fosses mobiles, sur canalisations communes aux liquides, sur égouts, et sur fosses fixes, dans les rues, dans les gares de chemins de fer, dans les expositions agricoles, etc., cte.

Nous n'y reviendrons pas, pour ne pas donner à cette notice, déjà trop longue, un développement peu en rapport avec son objet actuel.

Ajoutons seulement que ces installations d'appareils peuvent très-bien s'établir sous les trottoirs des rues, ou dans des caves reliées à ces trottoirs par des tubulures aboutissant à la bordure du trottoir, où la bride de raccord est fermée et dissimulée par une petite porte en fonte semblable à celles des prises d'eau de l'arrosage public. Cette disposition permet de sortir les produits des vidanges des maisons, pour ainsi dire comme on y introduit le gaz portatif, c'est à dire par l'extérieur de l'immeuble. On peut ainsi vidanger à toute heure de jour et de nuit, par rue, par quartier, aussi souvent qu'on le veut, sans occasionner le moindre désagrément à personne.

Une voiture propre, bien attelée, marchant au grand trot, portant un cylindre en tôle, dans lequel on a fait préalablement le vide, et muni d'un tube de raccord en cuir ou caoutchouc, arrive se placer vis-à-vis de la petite porte dissimulée sous le trottoir; on visse le tube de la voiture à la douille du tube de la fosse, on ouvre le robinet de jonction, et la pression atmosphérique envoie le contenu de la fosse dans la voiture. On referme à clef la porte, et la voiture repart au grand trot vers l'usine.

Rien n'est plus simple, plus pratique, plus propre et plus économique.

Enfin dans les nouveaux quartiers en construction, on peut disposer les récipients aux liquides des maisons et les urinoirs des rues, de manière à les embrancher tous sur une conduite collectrice en fonte ou en poterie de grès (placée ou non dans l'égout) qui les concentre et les ramène aux carrefours les plus bas, de manière à n'opérer la vidange de ces liquides que dans ces citernes collectives ou aux issues des égouts.

En un mot le progrès à réaliser dans l'enlèvement et le transport des déjections humaines, consiste à opérer très-vite et très-proprement, sans bruit, sans pénétrer dans les maisons, sans présenter rien de répugnant à la vue et sans obstruer la circulation; ce progrès est d'une réalisation facile.

Les systèmes Loiseau, Roseleur, etc., sont basés sur les mêmes idées, mais ne font pas la division des matières.

Le système pneumatique du capitaine Liernür est également fondé sur ce même principe. Il consiste à supprimer tout genre de latrines actuelles et à conduire dans chaque maison un tuyau collecteur. Les tuyaux d'un groupe de 60 à 100 maisons correspondent entre eux à l'aide d'un réseau de tubes de fer souterrain et hermétique. Chaque tuyau de maison s'ouvre ou se ferme à l'aide d'une valve se maniant à l'extérieur. Une pompe pneumatique à vapeur aspire chaque jour les matières produites et les foule dans un réservoir central, d'où on les transvase aussi pneumatiquement dans des voitures spéciales qui les transportent aux usines, ou aux champs. (Voir notre appréciation de ce système dans notre brochure : *Essai sur la fertilisation et l'assainissement,* etc., 1870 page 46.) Nous renvoyons également à nos publications antérieures pour compléter les renseignements sur les appareils de récolte, et les méthodes de collecte et d'enlèvement des vidanges et immondices des villes.

PETITE STATISTIQUE DE L'ÉTAT ACTUEL A PARIS

A Paris les matières fécales sont recueillies de trois manières :

1° Dans des fosses fixes et étanches (système déplorable) ;

2° Dans des fosses mobiles contenant les matières fermes et liquides mélangées;

3° Dans des fosses mobiles à diviseur dont les liquides sont conduits dans des réservoirs ou directement à l'égout.

Le 30 juin 1874, on comptait à Paris :

68,231 maisons ;
19,203 fosses mobiles recevant solides et liquides ;
85,775 fosses fixes Id.
8,738 appareils filtrants sur égouts ;
1,331 appareils diviseurs sur réservoirs ;
880 réservoirs ;
280,443 tuyaux de chute ;
et 634,944 mètres d'égouts publics.

Les branchements particuliers construits par les propriétaires entre leurs maisons et les égouts publics, avaient une longueur de 68,000 mètres.

On enlève journellement 2,200 mètres cubes de vidange solide et liquide, dont un dixième à l'état pâteux.

Les eaux vannes pauvres de Paris sont versées dans la Seine par les collecteurs d'Asnières et de Saint-Denis. Le premier débite en moyenne par seconde 2 m. 530 ; le deuxième donne par seconde 0 m. 509 d'eau. Les deux collecteurs réunis fournissent donc par seconde, 3 m. 039 d'eau, soit par 24 heures, 262,646 mètres cubes d'eau infectée.

Ces eaux d'égouts contiennent en moyenne par mètre cube :

	COLLECTEURS	
	d'Asnières	de St-Denis
Matières organiques, y compris 0 k. 043 à 0 k. 640 d'azote............................	0 k. 733	1 k. 518
Matières minérales, y compris 0 k. 17 à 0 k. 040 d'acide phosphorique	1 594	1 943
Totaux......	2 k. 327	3 k. 461

C'est donc un tribut de 700,000 kilos environ de matières éminemment putrescibles et infectantes, soit le chargement de près de 150 wagons de chemins de fer, que la Seine est condamné à recevoir *quotidiennement*. Comment s'étonner que ses eaux en soient profondément altérées, et que le fond du fleuve soit garni d'une eau noire, fétide, peuplée de vers rougeâtres qui ne se trouvent que dans les eaux de vidanges les plus infectes.

DEUXIÈME PARTIE

Fertilité.

CHAPITRE Ier

Principes d'une bonne fumure des terres.

La Fertilité, qui assure la nourriture saine et abondante des peuples, exerce naturellement la plus grande influence sur l'hygiène publique, et comme elle dépend beaucoup d'une bonne fumure des terres, la question des engrais est naturellement d'un intérêt capital. C'est de ce côté que se portent, à juste titre, les préoccupations, non-seulement des cultivateurs, mais encore des économistes clairvoyants, qui comprennent parfaitement que cette question intéresse au plus haut point l'avenir tout entier de la fortune nationale. Et ce ne sont pas là de grands mots, appliqués hors de propos à de petites choses. Tous ceux qui réfléchissent et sont familiers aux questions agricoles partagent cette opinion.

Les prix d'achat et de loyer de la terre se sont considérablement accrus ; ceux de la main d'œuvre ont subi une élévation analogue, et les charges diverses qui pèsent sur le sol ont suivi la même marche ascendante. Il faut donc, de toute nécessité aujourd'hui, que le cultivateur, *sous peine de ruine plus ou moins prochaine, mais inévitable*, fasse de la culture *intensive*, travaille en vue d'obtenir de la terre le maximum de rendements : — et ces rendements, il ne peut les obtenir qu'à l'aide de fortes fumures intelligemment appliquées.

De là il ressort que le point de départ de toute bonne culture, la condition indispensable pour réussir et faire fortune dans une exploitation agricole, *c'est de bien fumer ses terres*. Pour bien fumer, il faut rendre au sol *tous* les principes fertilisants que les récoltes lui ont enlevés et les rendre dans un état favorable à leur assimilation progressive et complète ; en un mot, il faut avec l'engrais renouveler régulièrement le stock de fertilité de la terre, et le maintenir en parfait équilibre avec la production que l'on en exige.

Mais il ne suffit pas de fumer beaucoup ; il faut surtout fumer avec un engrais approprié, complet, rendant au sol *tous les éléments organiques et minéraux* qui entrent dans la composition des plantes et sont absorbés par les récoltes (1).

§ I. — Fumier d'étables

Le fumier d'étables, presque exclusivement employé pendant longtemps, est doublement insuffisant : — par la quantité produite d'abord, ce dont tout le monde convient, — ensuite par sa composition même. Etant, en effet, uniquement produit par les fourrages consommés et les litières, il ne restitue à la terre aucun des matériaux qui ont servi à former la viande, le lait, l'huile, l'alcool, la laine, la corne, etc. Ce sont donc autant d'éléments fertilisants indispensables au sol qui lui manqueront, et qu'il faudra lui fournir à l'aide d'autres engrais.

§ II. — Engrais humain

La part que l'agriculture seule fait à l'homme, pour sa nourriture et les besoins de son industrie, est au moins des trois cinquièmes de la superficie cultivée. Ce sont donc en réalité les trois cinquièmes au moins des principes fertilisants nécessaires que le fumier d'étables ne peut restituer à la terre. De là il ressort clairement que c'est l'engrais humain, avec quelques autres débris de l'industrie, qui doit combler ce déficit et rétablir l'équilibre dans la composition du sol cultivé.

Le cultivateur connaît parfaitement cette loi de restitution ; mais le plus souvent il agit comme s'il ne la connaissait pas, soit en ne fumant pas suffisamment, soit en fumant mal à propos avec des engrais mal choisis et non appropriés aux besoins du sol.

Ainsi le fumier de l'homme, cette source inépuisable de richesse fertilisante, est presque généralement perdu, et le préjudice qui en résulte pour la terre s'accroît de jour en jour, grâce à la culture intensive et à la somme de production toujours plus grande qu'elle exige.

Le cultivateur qui pousse ainsi à la production, sans fournir au sol une nourriture suffisante, l'épuise et court à sa ruine, comme un dissipateur imprévoyant qui puise sans cesse dans une bourse, où il ne remet successivement qu'une partie de ce qu'il a pris.

§ 3. — Guano. — Engrais chimiques

Le guano et les engrais chimiques ont été tour à tour l'objet d'un engouement irréfléchi, qui a donné lieu à de nombreux mécomptes,

(1) Pour plus de détails à cet égard, voir le *Guide du Cultivateur normand*, que nous avons publié en 1875, au profit des inondés du Midi de la France, et qui se trouve dans le répertoire de nos publications.

faute d'avoir bien compris leur rôle utile et d'avoir su en régler l'emploi dans une juste mesure.

Pour le premier, il n'y a pas à insister, car on sait aujourd'hui, d'une manière authentique, que le *guano azoté* des îles Chinchas, le *bon* guano du Pérou, est à peu près complétement épuisé. D'après des renseignements certains, il en restait à peine, il y a deux mois, de quoi suffire au chargement de quelques navires; et le guano de l'île Backer, de même que celui des îles Guanapé, autour desquels des réclames intéressées ont fait un certain bruit, ne peuvent prétendre à le remplacer, à cause de leur infériorité de valeur bien constatée. Notons en passant, qu'il va résulter de là, pour la France seulement, un déficit de cinquante mille tonnes d'engrais (consommation moyenne annuelle du guano), qui vont faire défaut sur notre marché agricole, et au remplacement desquels il n'est que temps d'aviser.

Quant aux engrais chimiques (que l'on a bien à tort décorés du nom *d'engrais*), ce ne sont que des réactifs à base minérale et ne renfermant *aucun élément organique*. Or, qui ne sait que toute vie est impossible dans un milieu exclusivement minéral; que tous les êtres organisés, les plantes comme les animaux, ont besoin pour vivre et se développer, d'absorber et d'élaborer des éléments organiques?

Si un théoricien extravagant venait conseiller aux agriculteurs de soumettre leurs bestiaux au régime nouveau d'une alimentation minérale et homœopathique, il est bien certain que pas un d'entre eux ne prêterait l'oreille, ou ne prendrait même la peine de discuter le système. Mais la plante n'appartient-elle pas au même ordre que l'animal, — au monde organique? N'est-elle pas, comme lui un être organisé, ayant par conséquent besoin, comme lui, de demander sa nourriture à des éléments identiques? — Il est donc difficile de comprendre comment cette analogie, qui est du domaine du simple bon sens, n'a pas sauté aux yeux de tous les agriculteurs; et comment un trop grand nombre, séduits par de spécieuses théories, se sont laissé entraîner à des expériences aventureuses dont les conséquences leur coûteront, — ou leur ont peut-être déjà coûté bien cher.

Les prétendus *engrais* chimiques ne sont donc pas, ne peuvent donc pas être des *engrais*. Ce sont de simples auxiliaires minéraux, qui viennent accroître la dose des éléments inorganiques que renferme le sol, et dont l'effet est d'activer, par des réactions immédiates, plus promptes et plus complètes, la mise en œuvre des éléments organiques qui constituent la richesse du sol, *sans remplacer ces éléments*. Par suite ils épuisent ce sol d'autant plus rapidement qu'ils forcent davantage la végétation.

Le sol est le support de la plante, et en même temps le laboratoire dans lequel sont déposés, pour y être élaborés, appropriés à ses besoins, les éléments destinés à la nourrir. Le but des réactifs minéraux est — leur nom même l'indique, — de réagir sur ces éléments, pour en aider, en approprier l'élaboration, leur servir même de véhicule, si l'on peut ainsi dire. L'engrais c'est la nourriture; les réactifs en sont comme le condiment. Ils sont pour la plante, dans une certaine mesure, ce que le sel et les condiments divers sont pour la digestion animale — *un activant.*

Leur rôle utile est donc uniquement de servir d'auxiliaires aux fonds de fumure, en hâtant et activant le travail fertilisant, et en imprimant à la plante, dès son début, une végétation vigoureuse qui la fasse promptement assez robuste pour résister aux attaques des insectes et aux accidents atmosphériques.

On ne peut donc les employer utilement avec suite, qu'à la condition d'engraisser abondamment la terre, à laquelle ils font rendre plus *promptement* une plus grande somme de travail, et d'assurer ainsi à la plante une nourriture continuelle et progressive, au fur et à mesure de son développement, et jusqu'à sa maturité. Or, cette nourriture ne peut lui être fournie que par un fonds de fumure naturel, abondant et bien approprié à ses besoins.

CHAPITRE II

Engrais de la Compagnie chaufournière de l'Ouest.

Les divers principes que nous venons d'exposer se résument ainsi : — Pour obtenir de grands rendements de la terre, il faut fumer beaucoup, *et surtout fumer* BIEN ; et pour *bien fumer*, il faut fournir à la terre un engrais qui lui restitue tous les éléments qui lui ont été enlevés par les récoltes précédentes. Or, de tous les engrais naturels, celui qui renferme *sans conteste* le plus de ces éléments, c'est l'engrais humain, dont une incurable négligence, ou d'absurdes préjugés, laissent perdre la plus grande partie. C'est donc rendre un immense service à l'agriculture que d'utiliser et de mettre à sa disposition cette source vraiment inépuisable d'agents de fertilisation.

C'est en nous appuyant sur ces données, que nous avons cherché à perfectionner les procédés de récolte et d'utilisation des engrais humains; et c'est l'application de ces principes qui nous a conduits à présenter à la culture nos quatre types d'engrais, ayant tous pour bases les *matières fécales* employées à l'état naturel, avant la fermentation, et rendues immédiatement utilisables et conservables, sans déperdition appréciable de leur richesse fertilisante. Nous leur donnons pour auxiliaires, soit la chaux, soit l'humus dans les fonds de fumure destinés à compléter l'insuffisance du fumier d'étables, et les plus purs *engrais chimiques* dans les engrais hâtifs et excitants.

Nos types principaux sont: La *chaux supersaturée* et la *chaux animalisée,* le *taffo,* le *taffo enrichi* et le *phospho-taffo*

§ 1. — Chaux supersaturée d'urine fraiche

Le procédé consiste à récolter et emmagasiner les urines exclusivement émises ou séparées des matières fécales dans la farine de chaux grasse, éteinte également par l'urine (composition: 3/4 d'urine, et 1/4 de chaux grasse).

On sait que d'après Hermstaëd et Schubler, l'urine humaine reproduit 12 fois la semence confiée au sol, tandis que le fumier d'étable ne le reproduit que 7 fois, la colombine 9 fois, et le fumier de cheval 10 fois. L'urine humaine est donc un engrais plus riche que le fumier de ferme, et il en est de même de la chaux supersaturée, comme on peut en juger par l'analyse suivante faite par M. Hervé Mangon à l'école des ponts et chaussées.

Chaux supersaturée. — 100 kilog. (1)

Matières organiques . non compris l'azote	23.25	qui à	» f. 02	le kil., valent	» f.	46
Azote	1.45	—	2 »	—	2	90
Acide phosphorique .	0.88	—	» 40	—	»	35
Alcalis	0.70	—	» 50	—	»	35
Chaux	38.95	—	» 02	—	»	77
Autres substances . .	17.87	—	» »	—	»	»
Valeur totale de 100 kilog. de chaux supersaturée					4 f.	83

La valeur chimique de l'hectolitre pesant 75 kilog. ressort donc à	3	62
le prix de vente étant de	3	50
Il y a par hectolitre une différence au profit de l'acheteur de	» f.	12

qui s'élèverait à fr. 22 en comptant l'azote à 2 fr. 50 les 100 kilog. au lieu de 2 fr.

A l'état sec *la chaux supersaturée* n'a aucune odeur.

A l'humidité, elle reprend l'odeur de l'urine.

(1) Analyse et évaluation extraites du *Guide pratique* pour le choix, l'achat et l'emploi des matières fertilisantes de M. Alf. Dudouy (1868).

§ 2. — Chaux animalisée

La fabrication consiste à enrober (praliner), assécher et conserver les matières fécales pâteuses à l'aide de la chaux grasse, éteinte préalablement en farine avec de l'urine (dans la proportion de 75 p. 0/0 de matières fécales fraîches et de 25 p. 0/0 de farine de chaux hydratée).

Des analyses pratiquées par les soins de l'autorité, sur des produits mis en vente dans les dépôts de la Compagnie chaufournière de l'Ouest, ont donné les titrages suivants :

Analyses de M. Royer, ingénieur de l'École des Mines à Paris

	DÉPOT DE PROVINS		DÉPOT DE MELUN		MOYENNES	
Eau	30.00	p. cent	22.50	p. cent	26.25	p. c.
Matières organiques	25.00	—	14.00	—	19.50	—
Azote	2.00	—	2.20	—	2.10	—
Phosphate de chaux	4.50	—	2.00	—	3.25	—

L'hectolitre de chaux animalisée pesant en moyenne 75 kilog., représente donc en quantité et en valeur de matières organiques diverses, d'azote et de phosphate de chaux, les chiffres suivants :

Matières organiques.	14 k. 62	à » f. 02	le kil., ci	» f. 29	3 fr. 84
Azote	1 57	à 2 »	—	3 14	
Phosphate de chaux.	2 43	à » 17	—	» 41	

Si l'on ajoute à cette valeur celle des 25 litres de chaux contenus dans un hectolitre de chaux animalisée, à raison de 0.02 le litre . . . . » 50

On a par hectolitre de *chaux animalisée* une valeur totale de. . . . . 4 fr. 34

Non compris la proportion de potasse, de soude, de magnésie et de silice contenus dans l'engrais.

Le prix de 3 fr. 50 auquel se vend l'hectolitre de chaux animalisée est donc inférieur à la valeur chimique d'au moins 0 fr. 84.

Plus récemment encore, le baron de Liébig a fourni comme suit la teneur moyenne de divers échantillons de chaux animalisée pris dans la fabrication courante :

MOYENNE EN	P. °/₀	PRIX PAR KILOG.	VALEUR CHIMIQUE
Azote	2.750	2 f. »	5 f. 50
Acide phosphorique.	0.692	» 40	» 27
Potasse.	1.404	1 25	1 75
Chlorure de sodium.	7.083	» 05	» 35
Chaux.	29.018	» 02	» 58
Magnésie.	0.009	» 02	» 01
Oxyde de fer	0.054	» 02	» 10
Valeur totale de 100 kilog. de chaux animalisée. . .			8 f. 56
Valeur correspondante d'un hectolitre pesant 75 kil.			6 42
Prix de vente de l'hectolitre		3 f. 50	4 f. »
Coût moyen du transport.		» 50	
Différence en faveur de l'engrais sur le prix de vente par hectolitre			2 f. 42 (1)

La chaux animalisée se fabrique à volonté à la main ou à l'aide de machines, qui en permet la fabrication en petit ou en grand, suivant les besoins et les ressources des localités.

Très-sèche, elle a peu d'odeur. Mais comme elle est de nature très-hygrométrique, elle dégage parfois une odeur particulière, rappelant son origine, mais qui n'est ni malsaine, ni incommode, car nous avons été autorisés à en conserver de grandes quantités dans l'intérieur de Paris. — En brisant les pralines, on voit très-bien le noyau de matière fécale entouré de sa coque de chaux éteinte.

L'expérience pratique a démontré que cet engrais est un *fonds de fumure* excellent. Son action est lente, mais sûre et progressive, et se continue pendant plusieurs années. Il nourrit la plante au fur et à mesure de ses besoins, et laisse dans le sol un excédant de matières fertilisantes qui profite aux récoltes suivantes.

Cette lenteur d'action, qui a toutefois ses avantages dans certaines cultures, a fait au début quelques mécontents parmi les cultivateurs qui, faute de réflexion, s'attendaient à obtenir, dès la première année, des effets rapides qu'on ne demande qu'aux engrais hâtifs et fermentés. N'ayant donc pas constaté, sur la première récolte, un résultat en rapport avec la dépense, ils en ont conclu que l'engrais était vendu à un prix trop élevé. Mais la plupart sont revenus de cette opinion, lors-

(1) Les analyses et les évaluations qui suivent sont extraites du *Guide pratique* pour le choix, l'achat et l'emploi des matières fertilisantes écrit par M. Alf. Dudouy et publié par la Librairie centrale d'agriculture de M. Aug. Goin, éditeur à Paris.

que, à la récolte suivante, ils ont pu constater un résultat au moins égal à celui de l'année précédente.

Culture de la Betterave.

L'effet de la chaux animalisée dans la culture de la betterave est particulèrement remarquable. — Ce fait a été constaté par nombre de cultivateurs, non-seulement au point de vue du rendement, mais encore au point de vue de la qualité même de la betterave, de la richesse de son jus sucré, et de la facilité à la cristallisation en sucre.

La science a confirmé ces faits déjà constatés par la pratique. En effet, la betterave a besoin de potasse pour se développer et arriver à produire le maximum de résultats. Or, pour rendre assimilable la potasse engagée dans des combinaisons insolubles, telles que les argiles, on emploie précisément la chaux. On comprend dès lors qu'on sera dans les meilleures conditions en employant la chaux associée à des matières organiques, car on mettra ainsi à la disposition de la plante les éléments dont elle a essentiellement besoin, et qui sont : l'acide carbonique, la chaux, la potasse et l'azote.

La chaux animalisée doit être employée de préférence *dans les sols dépouillés de calcaire,* humides ou tourbeux, et être enterrée dans un labour d'aussi bonne heure que possible, avant la fin de l'hiver, et avant les semailles ou la plantation. Mise en terre ainsi à l'avance, elle s'assimile au sol, se trouve prête à agir au moment de l'ensemencement, et, par suite, son effet sur la première récolte est beaucoup plus énergique.

Pour les prairies naturelles ou artificielles, on la sème en couverture, après un bon coup de herse, de novembre à janvier.

On en met généralement 100 hectolitres à l'hectare, pour une bonne fumure équivalant à 35 ou 40,000 kilogrammes de fumier. On peut en mettre moins, et aider à sa lenteur d'action par l'addition, au printemps, d'une demi-fumure en *taffo enrichi* ou *phospho-taffo*. C'est une excellente méthode que nous recommandons particulièrement aux agriculteurs.

§ 3. — TAFFO ET SES DÉRIVÉS.

L'épuisement des gisements de bons guanos du Pérou, et l'étude plus complète de l'assainissement des villes et des besoins variés de l'agriculture, nous amenèrent bientôt à reconnaître qu'il y avait autre chose à faire que de nous borner à récolter et à employer les matières alvines *fraîches, traitées par la chaux,* pour en retirer des engrais à *base cal-*

caire, d'une teneur peu élevée en azote, dont l'emploi était restreint à certains terrains situés dans un rayon peu éloigné du centre de production.

En effet, les grandes villes fournissent en quantité considérable des détritus, immondices et substances fertilisantes dont la concentration et l'association avec les vidanges plus ou moins pures et fermentées permet néanmoins de fabriquer de bons engrais, aussi riches même que les meilleurs guanos du Pérou, d'une composition variable appropriée aux divers sols, aux diverses cultures, et d'une conservation parfaite présentant toutes les conditions nécessaires aux points de vue de la salubrité publique et de la fertilisation agricole.

Nous y trouvons en effet, indépendamment des matières alvines :

Les déchets de poissons frais contenant 2 1/2 à 3 0/0 d'azote.
Id. secs contenant 15 à 16 0/0 —
Les marcs de colle contenant 3 1/2 à 4 0/0 d'azote.
Les lies de vin sèches, et marcs de pommes 5 à 6 0/0 d'azote et 4 0/0 de phosphate de chaux.
Le sang frais contenant 2 à 3 0/0 d'azote.
Le sang desséché contenant 15 à 16 0/0 d'azote.
Les cendres et charrées contenant 15 à 20 0/0 de potasse.
Les suies de bois contenant 1.20 d'azote.
— de houille — 1.25 —
Les touraillons et radicelles de brasseries contenant 4 0/0 d'azote.
Les platras et les résidus utiles des démolitions —
Les déchets de laine renfermant frais 4 à 5 0/0 d'azote.
— — secs........... 15 à 16 0/0 —
— poils, cheveux, plumes.. 15 à 18 0/0 —
— cuirs, peaux, rognures... 9 à 12 0/0 —
— chairs musculaires...... 12 à 13 0/0 —
— cornes, sabots (secs)..... 15 à 16 0/0 —
— os frais, 3 à 4 0/0 d'azote et 15 0/0 de phosphates.
— — secs, 7 0/0 d'azote et 50 0/0 de phosphates.
— d'usines diverses, pulpes de cacao, résidus d'amidonnerie, etc.

De sorte qu'il est possible et même assez facile de faire un choix de ces substances propres à constituer un engrais dosant des quantités d'azote et de phosphates équivalentes à celles des guanos du Pérou, par conséquent d'une composition assez riche pour pouvoir être vendu au loin, et présenter au consommateur l'économie assez importante du *prix du fret*, dont le guano est chargé.

En effet, on sait que les bons guanos contiennent environ :

35 à 38 0/0 de matières organiques animalisées.
22 à 25 0/0 de phosphates de chaux.
10 à 12 0/0 d'azote.

Soit 67 à 75 0/0 de principes fertilisants utiles aux terres.

Or, il est facile d'arriver à réunir autant d'éléments utiles et aussi assimilables, dans un engrais composé des résidus des villes et surtout en asséchant ces détritus à l'aide de la vapeur d'eau ou de l'air chaud. (Il faut bien se garder d'exposer directement au feu les matières organiques afin de ne pas les décomposer et les appauvrir).

Si l'on n'a recours qu'à la dessiccation à l'air libre, on opère plus lentement et d'une manière moins parfaite sous le rapport de l'innocuité des opérations et de la richesse des engrais.

Nous inspirant de l'exemple des Chinois qui compriment à la main des petits gâteaux de matière fécale mélangée avec de l'argile sèche, nous avons pensé à substituer à l'action de l'homme un traitement industriel opéré en grand, par machines à vapeur, en vases clos, et nous avons imaginé le premier appareil que nous allons décrire, qui a fonctionné pour la première fois à l'Exposition internationale de Paris en 1867, dans l'annexe de Billancourt, alimenté par les produits de vidanges et les immondices ramassées chaque jour dans les constructions diverses du Champ de Mars.

Description de la fabrication des engrais dits Taffos :

Les matières fécales pâteuses concentrées sont versées dans un bac A (voir croquis ci-derrière), où elles sont mélangées avec 25 p. 0[0 de leur poids de matières asséchantes, riches en principes fertilisants et composées des déchets des villes indiqués ci dessus, aussi secs que possible.

Il importe naturellement de ne pas employer comme épaississant un produit qui diminue la valeur en azote de l'engrais. Le mélange terminé dans le deuxième bac B est précipité entre deux cylindres cannelés C, tournant avec une vitesse de 100 révolutions par minute et en sens contraire l'un de l'autre.

Ces cylindres broient la matière qui tombe par un conduit D dans un malaxeur cylindrique E en tôle de fer, au centre duquel se trouve un arbre garni de bras, qui ont pour fonction de diviser la masse, de la malaxer et d'en faire un tout homogène bien plastique.

A la sortie de cet appareil, le mélange peut être additionné d'autres substances fertilisantes qui en modifient sa composition (sulfate d'ammoniaque, superphosphate de chaux, sels alcalins, etc. etc.) si cela est nécessaire, et on l'envoie alors dans une trémie communiquant à une machine de compression qui le moule en briquettes.

Toutes les machines à briques ne conviennent pas à cet effet.

La matière à traiter est de nature si gluante et si collante, qu'elle s'attache aux pistons des machines de certains systèmes, de sorte qu'en se retirant, après avoir foulé la matière, le piston déchire la briquette et défait ce qu'il vient de faire.

Ce fait seul permettra de se rendre compte des difficultés que nous avons éprouvées avant d'arriver à un résultat aussi parfait que celui auquel nous sommes parvenus. Nous basant sur ce qui se produit dans

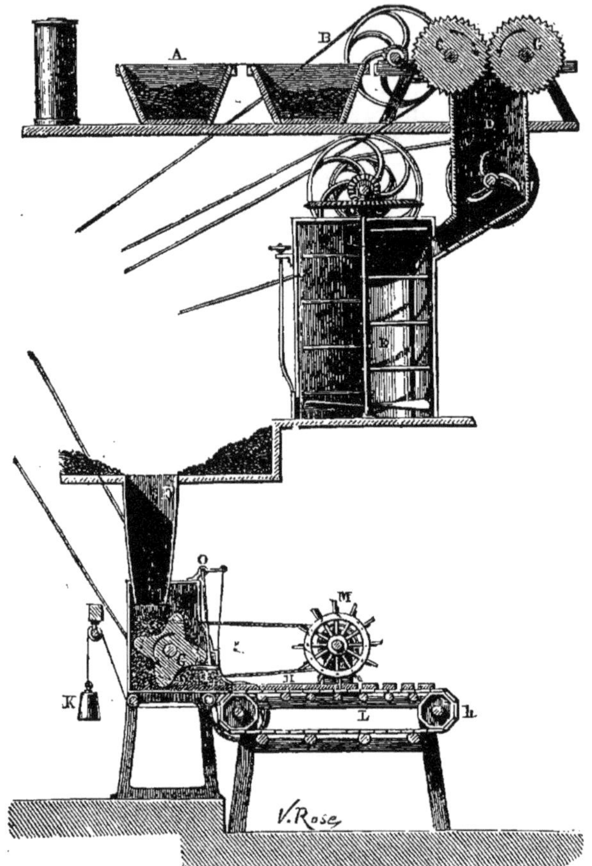

INSTALLATION DES APPAREILS POUR LA FABRICATION DU TAFFO

la nature, nous sommes parvenus à combiner un appareil à pression continue refoulant et exprimant sans cesse la matière mélangée pâteuse et comprimée en plusieurs bandes laminées ayant la largeur et l'épaisseur des briquettes, qui se découpent mécaniquement à la longueur voulue par un système de roues M.

Cette machine se compose d'un cylindre en fonte G, présentant quatre cannelures; il tourne dans le sens indiqué par la flèche et comprime les matières qui sortent par les trois orifices H, H', H", sous la forme de bandes continues.

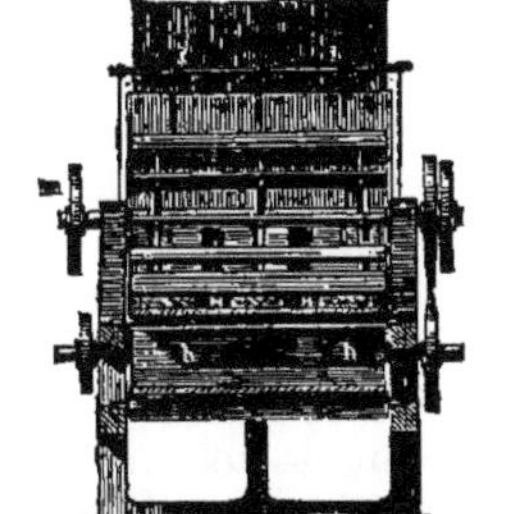
Appareil employé dans la fabrication des taffos pour comprimer les produits

Une barre horizontale métallique I, mobile autour de deux points O, est fortement appuyée contre le cylindre à l'aide des leviers I, et des contre-poids K. Cettepièce sert d'obturateur et empêche les matières comprimées de sortir ailleurs que par les orifices H, H', H". Les bandes s'engagent alors sur une toile sans fin, où elles sont découpées en briquettes de la longueur voulue par un moulinet M, formé de six barres de fer rondes assujetties entre deux plateaux. Il ne reste plus alors qu'à faire sécher ces briquettes, soit en les portant sur des planchettes dans des séchoirs à l'air libre pour y subir une dessiccation qui s'opère en cinq à six jours, soit en les entraînant par une autre toile sans fin ou par des chariots dans une conduite, où elles rencontrent un courant d'air chaud, qui les assèche beaucoup plus rapidement.

Cette dessiccation ne donne lieu à aucune déperdition de matières utiles et ne répand qu'une très-faible odeur.

Les briquettes sèches et inodores sont conservées sous hangars en tas considérables, sans inconvénients jusqu'au moment favorable des fumures.

A l'époque de la vente et de l'emploi de ces engrais, on les fait passer dans un concasseur ; l'appareil que nous employons à cet égard est le broyeur inventé par M. Carr, fabricant d'engrais à Liverpool.

Il se compose, comme on sait, d'une cage cylindrique dans laquelle se meuvent, en sens contraire, deux tambours à claire-voie, formés de barres parallèles à l'axe moteur, l'un des tambours fixé sur l'arbre, porte deux séries de barres, entre lesquelles viennent tourner en sens inverse les barres de l'autre tambour. Ce dernier est relié à un manchon qui reçoit son mouvement d'une poulie sur laquelle agit une *courroie croisée*. Une *courroie simple* met en mouvement l'autre poulie, une chaîne sans fin amène les briquettes dans la trémie qui les fournit au broyeur. Elles s'engagent entre les tambours et sont rejetées d'une barre sur l'autre un certain nombre de fois. Ces chocs multiples les brisent de plus en plus, le produit en poudre tombe sur un tamis, qui retient les parties qui auraient échappé au broyage, lesquelles repassent encore au broyeur avec les briquettes, ou servent d'épaississant dans la première partie du travail.

On comprend facilement que l'on obtient un rendement très-homogène par le mélange de toutes les briquettes au broyeur. C'est là un des grands avantages de cette fabrication.

Quelques personnes ont fait observer qu'il serait désirable de réduire le taffo à un grand état de ténuité, pour le rendre plus promptement assimilable. Ce serait très-exact, si l'on avait affaire à un engrais minéral lourd et d'une assimilation lente et difficile.

Mais le taffo est un engrais relativement léger et principalement composé de matières organiques, susceptible de produire ses effets fertilisants pendant plusieurs années, il est, par conséquent, préférable de le mettre en terre à l'état grenu, soit à la main, soit par semoirs mécaniques, de façon qu'il ne soit pas emporté par le vent, éparpillé irrégulièrement, et qu'il soit enterré en grains de volume tel, que leur décomposition et assimilation s'opèrent avec certaine lenteur et durée.

Composition du taffo simple et de ses dérivés

Après avoir pris l'avis des agronomes les plus éminents, nous nous sommes appliqués à fabriquer couramment trois types de taffos, dont les compositions répondaient le mieux aux besoins les plus généraux des cultivateurs.

Nous avons produit d'abord le *taffo simple*, composé de 75 0/0 de matières fécales solides, fraîches, et de 25 0/0 de déchets fertilisants, provenant des halles, des ménages, des fabriques, etc., employés comme épaississants.

Voici plusieurs analyses de ce premier type d'engrais, dont le prix est de 5 fr. par hectolitre ras pris à l'usine.

SUBSTANCES FERTILISANTES	TAFFO			
	Bidard	Bobierre	Champion	Tissandier
Eau	18 75	18 40	19 25	18 69
Matières organiques	41 84	45 80	58 75	59 »
Phosphates de chaux	13 06	9 50	8 88	9 80
Potasse pure	non dosé	1 35	1 57	» 80
Sels alcalins	5 17	1 80	non dosé	non dosé
Autres matières utiles	21 18	23 15	11 55	11 71
Totaux	100 »	100 »	100 »	100 »
AZOTE	3 56	3 60	3 32	3 28

Nous avons demandé aux chimistes agricoles d'en évaluer la valeur commerciale, et voici comment M. Bidard, secrétaire et chimiste de la Société d'agriculture de la Seine-Inférieure, l'a déterminée, à la suite d'une moyenne d'essais chimiques pratiqués sur de nombreux échantillons exposés à l'air pendant six mois.

Composition par 100 k^os de taffo brut	*Valeur chimique*	
2.46 d'azote à 2 fr. le kilog	4 fr.	92
24.50 de carbonate de chaux à 0 fr. 02	»	49
5.00 de phosphate de chaux et de magnésie à 0 fr. 40	2	»
11.20 de sels de potasse à 0 fr. 60	6	72
32.00 de matières organiques à 0 fr. 02	0	64
Valeur chimique des *100 k^os de taffo brut*	14 fr.	77
Soit, par hectolitre pesant 50 kilog	7 fr.	38
Or, le prix de vente n'étant que de	5	»
Il reste, au profit de l'acheteur, une différence en plus de	2 fr.	38

M. J.-A. Barral, de son côté, établit par analyses, relatées dans sa lettre du 7 mars 1869, la valeur commerciale des 100 kilog.

de taffo à	14 fr.	91
Soit, par hectolitre de 50 kilog	7	45
C'est-à-dire, au profit de l'acheteur, une différence en plus de	2 fr.	45

On voit que ces deux messieurs, très-compétents, attribuent au taffo brut une valeur qui est sensiblement la même, et qui dépasse d'environ 50 0/0 le prix de vente, au grand avantage de l'acheteur.

Que serait-ce si nous comptions le kilog. d'azote à 2 fr. 50, comme on le fait aujourd'hui pour l'azote essentiellement assimilable?

Le *Taffo* est un engrais complet, une sorte de fumier concentré et enrichi, résumant sous un petit volume et à l'état facilement soluble, les divers éléments de fertilisation nécessaires à la nutrition des plantes, et convenables à toutes les terres, à toutes les cultures. C'est également un *fonds de fumure,* mais d'un effet plus actif que la *chaux animalisée.*

Le *taffo,* analogue à la *poudrette,* est d'une *richesse bien supérieure,* puisque les matières fécales qui le composent, pour les trois quarts, n'ont subi aucune détérioration ni fermentation, et, par suite, ont conservé toute leur richesse initiale, et qu'en outre les produits employés comme épaississants sont tous riches en principes fertilisants.

D'après les calculs les plus certains, 1,000 hectolitres de matière fécale pâteuse produisent :

1° *Par le procédé de la poudrette.* — 350 hectolitres de *poudrette* pesant 21,000 kilog. et contenant 315 kilog. d'azote;

2° *Par le procédé du taffo.* — 1,200 hectolitres de *taffo brut* pesant 60,000 kilog. et contenant 1,500 kilog. d'azote (en comptant 2/5 0/0 d'azote seulement).

Ainsi de *cent mètres cubes* de matière, on retire par le procédé du taffo 1,185 kilog. d'azote de plus (soit à peu près le quintuple) que par le procédé de la poudrette, ce qui fournit une valeur fertilisante supplémentaire de 2,370 fr. par cent mètres cubes de matières alvines.

Ces chiffres suffiraient seuls à démontrer la supériorité de notre procédé, reconnue aujourd'hui d'ailleurs par tous les hommes compétents qui ont abordé ces questions. Nous terminerons cependant ce paragraphe en reproduisant, comme complément de ce que nous venons de dire, des tableaux comparatifs d'expériences dans lesquelles nos engrais ont été classés au premier rang.

Le taffo peut être employé avant ou au moment de l'ensemencement. Pour les céréales, il suffit de l'enterrer avec la herse ou le tricycle. Pour les plantes qui ont des racines profondes, il est préférable de l'enterrer avec le dernier labour superficiel.

On peut l'employer seul ou en demi-fumure, conjointement avec le *fumier d'étables* ou la *chaux animalisée*, suivant la nature des terres. Quand on veut ajouter à la puissance d'action du fonds de fumure l'effet surexcitant d'engrais hâtifs, on ajoute au *taffo* une certaine quantité de *taffo-enrichi* ou de *phospho-taffo*, suivant le sol également. L'épandage du *taffo* est des plus faciles : il se fait avec tous les semoirs ou à la main. On en met généralement 40 à 50 hectolitres à l'hectare, soit environ 2 à 3,000 kilogrammes, et sur ce pied on a de bonnes récoltes pendant plusieurs années. Le taffo sec n'a aucune odeur sensible. Si on le mouille, il ne tarde pas à entrer en fermentation, et dégage alors l'odeur de la matière fécale fraîche, et une chaleur progressive assez considérable.

Le taffo enrichi et le phospho-taffo.

Ces deux engrais sont des dérivés du *taffo brut*, associés à des sels chimiques riches en azote et en phosphates. Ce sont des combinaisons d'engrais organiques et d'engrais chimiques, qui réunissent les avantages des uns et des autres.

Le *taffo brut* se prête admirablement à toutes les combinaisons désirables, et peut servir de base à la préparation des engrais spéciaux aux diverses variétés de sol et de culture, et à la fabrication des engrais riches destinés à l'exportation. Nous en avons fourni pour la canne à sucre aux colonies françaises.

Voici quelques analyses des *taffos enrichis* et *phosphatés* que nous avons le plus généralement fabriqués pour satisfaire aux demandes de nos clients.

SUBSTANCES FERTILISANTES	TAFFO ENRICHI				PHOSPHO-TAFFO		
	Bidard	Bobierre	Champion	Tissandier	Bidard	Champion	Barral
Eau	15 38	21 »	14 »	13 20	8 64	8 20	12 01
Matières organiques	47 »	44 90	58 »	57 18	28 30	non dosé	36 51
Phosphates de chaux	11 43	11 60	9 44	10 75	49 84	53 16	37 89
Potasse pure	non dosé	0 78	1 05	0 96	non dosé	1 50	non d sé
Sels alcalins	5 61	1 22	non dosé	non dosé	non dosé	non dosé	non dosé
Autres matièr. utiles	20 58	20 50	17 51	17 91	13 22	37 14	13 59
Totaux..	100 »	100 »	100 »	100 »	100 »	100 »	100 »
AZOTE	5 92	5 »	5 12	5 36	3 38	4 08	5 10

Le taffo enrichi se vend au prix de 16 fr. les 100 kilogr. pris à l'usine.
Le phospho-taffo Id. 20 fr. Id. (1).

Le taffo enrichi ou *surazoté*, et le phospho-taffo ou *surphosphaté*, sont des engrais actifs et hâtifs souvent employés comme fumure complémentaire ou sur demi-fumure, au taffo, au fumier, ou à la chaux animalisée. La solubilité des sels chimiques rend leur assimilation très prompte et leur décomposition progressive des éléments organiques assure la nourriture régulière et complète des plantes pendant toute la durée de leur végétation.

(1) On nous a demandé pourquoi nous vendions *à l'hectolitre* la chaux animalisée et supersaturée ainsi que le taffo, et *au poids* les taffos enrichis et phospho-taffos? En voici les raisons. — La chaux animalisée et supersaturée, très hygrométrique de sa nature, n'a pas toujours le même degré de siccité; en les vendant au volume on évite des contestations, ou des mécomptes à l'acheteur. Le taffo est un engrais léger, plus riche que la poudrette, et faisant concurrence à cet engrais suranné. On le vend *à l'hectolitre* ou *au poids* pour rentrer dans les usages de ce commerce et des cultivateurs.

Effets produits par les engrais de la Compagnie Chaufournière de l'Ouest.

Tout en renvoyant au dossier des certificats qui établissent la supériorité de nos procédés et de nos produits, nous donnons ici sommairement quelques résultats de diverses expériences comparatives faites sur nos engrais, notamment par les comices agricoles de St-Quentin et de Marles (Aisne) et par M. de Kergorlay, agronome éminent du département de la Manche.

Numéros d'ordre	RÉSULTATS DU CHAMP D'EXPÉRIENCES DU COMICE AGRICOLE DE SAINT-QUENTIN							
	ENGRAIS EMPLOYÉS	FOURNISSEURS	Quantité d'engrais pour 1 hectare	Récolte à l'hectare	PRIX de l'engrais seul à l'hectare	Dépense totale à l'hectare	Valeur de la récolte totale	BÉNÉFICES à l'hectare
			Mèt. c	Kil.	Fr.	Fr.	Fr. c.	Fr. c.
1	Fumier....................	M. Legrand......	80	36.930	107	482	738 60	256 60
2	Tourteaux d'arachide........	M. Georges.......	Kil. 2.000	2 ans 46.430	160	535	928 60	393 60
3	Taffo......................	Cie chaufournière.	Hect. 100	2 ans 49.260	250	625	985 20	360 20
4	Chaux animalisée...........	*Idem*.............	120	2 ans 42.180	180	555	843 60	288 60
5	Phospho-guano..............	M. Vézieu........	Kil. 500	2 ans 40.740	147	522	814 80	292 80
6	Engrais Rohart n. 7..........	M. Rohart.......	500	36.380	85	460	727 60	267 60
7	Engrais type Rohart.........	*Idem*.............	500	36.090	150	525	721 80	196 80
8	Guano de Bell...	M. Mattews......	370	39.010	109	484	780 20	296 20
9	Sans engrais...............	*Idem*.............	»	33.320	»	375	666 40	291 40
10	Sulfate de magnésie, Ville...	M. Bacquet......	1.000	34.670	200	575	693 40	118 40
11	Engrais complet,	*Idem*.............	1.200	41.270	356	731	825 40	94 40

Comice agricole de St-QUENTIN (Aisne)

Extrait du Rapport lu à la Séance du 9 Décembre 1869

ENGRAIS EMPLOYÉS	RÉCOLTE de BETTERAVES à l'hectare
Taffo	49.260 k
Chaux animalisée	42.180
Fumier de ferme	36.930
Tourteaux d'arachide	46.430
Phospho-Guano	40.740
Guano de Bell	39.010
Engrais Rohart n° 7	36.380
Engrais type Rohart	36.090
Sulfate de Magnésie. (système Ville)	34.670
Engrais complet (id.)	41.270

Comice agricole de MARLES (Aisne)

Extrait du Rapport lu à la Séance du 23 Décembre 1868

ENGRAIS EMPLOYÉS	RÉCOLTE A L'HECTARE		
	FÉVEROLLES	LIN	BETTERAVES
Taffo enrichi	»	3.466 k	50.382 k
Phospho-Taffo	4.498 k	2.816	60.866
Engrais potassique de Givet.	1.250	1.683	52.533
Engrais Morh de Ribécourt.	983	2.450	50.346
Guano du Pérou	1.316	3.566	52.600
Fumier de Ferme	800	1.558	50.966

*Expériences faites par M. le comte de Kergorlay, dans son domaine de Canisy, près Saint-Lô (Manche), dont l'*Echo agricole *du 6 mars 1871 a rendu compte dans un article intitulé :* « PROCÉDÉ CERTAIN POUR AUGMENTER LE PRODUIT DES RÉCOLTES DE CÉRÉALES, » *et signé :* H. de Kergorlay, Canisy, le 24 février 1870.

DÉSIGNATION des engrais divers employés aux essais	DÉPENSE de fumure par hectare	RÉCOLTE		CLASSEMENT par ordre de mérite d'après la récolte.
		En grains.	En paille.	
Taffo. — L. Renard. .	100f »	3.405k	8.115k	1er rang
Noir de Moult-Argences	100 »	3.306	7.525	2e —
Guano du Pérou. . . .	100 »	3.247	10.068	3e —
Guano Bell.	100 »	3.302	7.710	4e —
Engrais Rohart.	100 »	3.200	7.933	5e —
— Chimique-Ville	100 »	3.166	7.825	6e —
Sans engrais.	» »	2.319	5.013	7e —

En argent, le résultat de l'emploi des taffos s'apprécie comme suit, de l'avis de M. de Kergorlay. — Le froment ayant été vendu à 32 fr. et la paille à 45 fr. les 100 kil., l'emploi du taffo pour une avance de 100 fr. a produit une récolte de 478 fr., constituant ainsi un benéfice net de 378 fr. *par hectare*. Et il faut ajouter à ce bénéfice réalisé par la première récolte, ce qui résulte de la portion des engrais qui n'a pas été absorbée par le froment, et qui fera sentir son influence sur les récoltes suivantes :

La haute notoriété de M. le comte de Kergorlay donne à ces expériences et à ces déclarations la plus grande valeur.

D'après les indications ci-dessus, on peut voir que certains engrais commerciaux donnent à l'analyse des teneurs plus élevées que les nôtres. Faut-il en conclure de l'infériorité de nos produits à ceux-ci? En s'arrêtant à un jugement superficiel, conforme à certains préjugés en cours, on répondrait par l'affirmative. Mais il est facile heureusement de démontrer qu'il n'en est pas ainsi. En effet, l'important pour le cultivateur n'est pas que l'engrais qu'on lui vend renferme telle quantité de telle substance, l'*azote* par exemple, — ce qui lui importe, ce qui est urgent, c'est que cette substance fertilisante, cet azote soit fourni à la terre dans un état de combinaison qui le rende promptement et complétement *assimilable*. Il est facile d'augmenter la teneur en azote d'un engrais, par l'addition de débris de cuir, de cornes, — ces derniers dosant jusqu'à 27 0/0 d'azote. A l'analyse, un engrais ainsi additionné donnera certainement comme teneur les plus beaux résultats. Mais quel bénéfice en retirera le cultivateur? Il aura enfoui dans son champ des matières azotées qui resteront 4, 6 et même 10 ans avant d'être assimilées, et par conséquent avant de produire un effet utile. Est-ce là ce qu'il doit rechercher et ce qu'il a voulu acheter? — Évidemment non.

Si, confiant dans les promesses de l'annonce, il se laisse éblouir par les teneurs élevées des dosages analytiques, et fait usage des engrais dont la valeur est ainsi surfaite, il ne tarde pas à éprouver d'amères déceptions. Il se décourage alors, renonce quelquefois à l'emploi des engrais industriels, et accuse de fraude indistinctement tous les fabricants de ces produits. Tout cela parce qu'il ne s'est pas rendu compte exactement de la composition, de la fabrication, en un mot *de la valeur réelle* et du degré d'assimilation des engrais qu'il a achetés. C'était pourtant là le point essentiel.

Aussi, pour éviter toute surprise de ce genre aux cultivateurs, pour qu'ils puissent agir en pleine connaissance de cause, nous tenons nos usines constamment ouvertes à leurs visites. Ils peuvent ainsi voir fabriquer sous leurs propres yeux, s'assurer par eux-mêmes que les produits qu'ils achètent contiennent bien *toutes les matières que nous annonçons, dans les proportions indiquées par nous, et ne contiennent bien que ces matières.* N'est-ce pas là la meilleure, la plus sérieuse garantie que nous puissions donner à nos clients de la sincérité absolue de notre fabrication, et de la valeur vraie de nos produits?

Les engrais brevetés de la Compagnie chaufournière de l'Ouest ont obtenu la sanction des savants et des agronomes les plus distingués. M. le baron Liebig, M. Payen, M. Bobierre, M. Isidore Pierre, M. J.-A. Barral, M. Bidard de Rouen, MM. Dusanter et Vivien de Saint-Quentin, M. Victor Borie, M. Vianne, M. Hervé, M. de La Valette, etc., etc., les ont vivement recommandés. Plus de quarante médailles d'or, d'argent et de bronze leur ont été accordées dans divers concours français et étrangers, et le jury de l'Exposition universelle de Paris de 1867 *leur a attribué la plus haute récompense de leur classe.* Enfin, dans les expériences comparatives suivies par le comice de Marle et par celui de Saint-Quentin, ils ont été classés parmi les premiers. Ces nombreuses distinctions et ces attestations décernées par les hommes les plus compétents, sont pour nous de précieux témoignages d'encouragement, et, pour nos clients, une garantie assurée de la valeur utile des produits que nous leur offrons.

Pour plus de détails voir l'*Almanach du Chaulage et de la Chaux animalisée, années* 1862, 1863, 1864 et 1865, — la brochure : ***Assainissement** des Villes et Enrichissement des Campagnes,* éditée en 1867, où les rapports des savants ci-dessus cités ont été reproduits

4

in extenso, — le *petit guide du cultivateur Normand* édité en 1875 et l'*Essai sur la fertilisation et l'assainissement par l'utilisation agricole et industrielle de l'engrais humain,* qui a obtenu le premier prix décerné en 1870, au concours ouvert par la Société des Agriculteurs de France sur les moyens pratiques de mettre l'engrais humain à la portée de l'agriculture.

CHAPITRE III

Le taffo employé comme combustible et matière première servant à la fabrication du gaz d'éclairage.

Pendant la dernière guerre avec la Prusse et l'investissement de Paris, notre usine de Pantin, quoique placée en dehors de la zone de servitude militaire, fut envahie par les troupes du génie français, et détruite parce qu'elle masquait le tir éventuel d'une batterie voisine.

Elle renfermait alors un approvisionnement de plusieurs millions de briquettes de taffos divers qui étaient préparées pour les fumures d'automne, mais qui furent utilisées de toute autre manière. Les soldats de l'armée régulière et de la mobile ayant remarqué qu'elles brûlaient parfaitement trouvèrent dans un stock d'engrais une provision de combustible d'autant plus précieuse qu'elle était sur les lieux et que l'hiver était rigoureux et neigeux. Le *taffo* fut accueilli comme combustible avec autant d'empressement dans les corps de garde, qu'il l'eût été comme engrais dans les campagnes.

Il brûlait avec une belle flamme, claire, ce qui confirme le procédé de M. Sinderman, de Breslau, pour la production du gaz d'éclairage au moyen d'excréments humains. (Voir X[e] classe, n° 295, de l'*Exposition allemande.*)

CHAPITRE IV

Utilisation des liquides fertilisants des villes par d'autres procédés que l'écoulement aux égouts et les irrigations.

§ 1. URINES FERMENTÉES ET EAUX VANNES

Ces liquides lorsqu'ils sortent des fosses sont fermentés, c'est-à-dire que l'urée, principe azoté de l'urine, est transformée en ammoniaque carbonatée, matière très volatile par la chaleur, et par un courant d'air ou de gaz. Au point de vue économique comme au point de vue de l'hygiène, il est utile de traiter de suite ces liquides, parce que l'on retire plus d'ammoniaque qu'en les laissant vieillir, et l'on empêche ainsi toute décomposition ultérieure et, par suite, toutes émanations infectes.

Le procédé dont nous conseillons l'application est la distillation par l'appareil du système F. Chevalet, ingénieur chimiste à Troyes (Aube).

Cet appareil, à distillation continue, traite des liquides très troubles. La distillation se fait, d'abord sans chaux, dans une colonne à plateaux, puis avec chaux dans deux chaudières dont l'une sert de bouilleur. Les gaz ammoniacaux qui se dégagent par la distillation sont conduits dans un bain d'acide. Le babottage se fait sous une cloche qui recueille les mauvais gaz et les conduit par un tuyau spécial sous le foyer du bouilleur où ils sont brûlés.

Les eaux bouillantes qui sortent du bouilleur sont refroidies par les eaux vannes fraîches qui parcourent un serpentin placé dedans. Il en résulte naturellement une économie de combustible, et moins d'odeurs. Les eaux vannes épuisées sont conduites dans une série de rigoles où se dépose une boue jaunâtre, qui constitue la base d'un excellent taffo, très-riche en acide phosphorique (7 à 8 0/0) et en azote organique (1 1/2 à 2 0/0).

Les eaux vannes traitées sont assez épuisées pour pouvoir être écoulées à l'égout et à la rivière, ou servir à l'arrosage, ce qui peut se faire sans inconvénient, puisqu'elles sont, d'ailleurs, rendues infermentescibles par la distillation.

Avec cet appareil, on retire 90 à 95 0/0 de l'ammoniaque contenue dans les eaux vannes. Les urines pures peuvent rendre 35 et 40 kilog. de sulfate d'ammoniaque par mètre cube. En pratique, dans les villes où on jette peu d'eau dans les fosses, on retire 20 à 25 kilog. de sulfate d'ammoniaque par mètre cube.

Dans les villes où on lave beaucoup, on n'en retire en moyenne que 14 à 15 kilog., et, en outre, 10 à 15 kilog. de *taffo* ou *poudrette de dépôt.*

§ 2 Eaux de fabriques, de brasseries, de charcuteries, d'abattoirs et de lavoirs publics

Un tableau des résidus laissés à l'évaporation par les eaux des vingt-quatre types des principales fabriques de diverses natures de Paris, indiqué dans un travail présenté en 1865 au Conseil municipal de Paris par MM. Blanchard et Château, montre que le résidu laissé par litre de ces eaux varie depuis *un gramme* (Raffinerie Say), jusqu'à 208 grammes (fabrique de bougies).

Ces vingt-quatre fabriques écoulent à elles seules en vingt-quatre heures au ruisseau ou à l'égout, 5. 500. 000 litres; et il y a en outre dans Paris 1751 autres établissements similaires, qui lancent des eaux dont les résidus atteignent par vingt-quatre heures le chiffre considérable de 541. 182 kilog.

On comprend dès lors que ces eaux ne devraient être jetées aux égouts qu'après une purification préalable, que la science permet de réaliser.

En effet, toutes les eaux dont il s'agit sont susceptibles d'être clarifiées suivant leur nature, dans des conditions suffisamment économiques, soit par la *chaux*, soit par le *sulfate de fer*, par le *sulfate d'alumine ferrugineux*, le *chlorure acide de manganèse*, les *acides minéraux*, etc. etc.

M. Théodore Château, chimiste à Paris, indique notamment les procédés suivants :

Eaux de teinture. On les purifie par un lait de chaux, et plus complétement encore par l'action du sulfate d'alumine ferrugineux suivie de celle de la chaux. On est parvenu à retirer les matières colorantes du précipité qui se dépose, et que l'on vend encore ensuite comme engrais.

Eaux des lavoirs. Ces eaux sont essentiellement savonneuses et alcalines. On peut en extraire avantageusement les matières grasses et produire leur clarification en y ajoutant un peu d'acide sulfurique, puis en agitant et laissant reposer le mélange.

Le sulfate de fer, le sulfate d'alumine ferrugineux produiraient également une séparation de la matière grasse, sous forme de savons insolubles, qui se précipiteraient en clarifiant le liquide. L'action de ces sels métalliques pourrait être suivie de celle d'un lait de chaux.

Eaux grasses des hôpitaux, des charcutiers, des restaurants, etc, Ces eaux ont une valeur, car on est parvenu à en extraire d'une manière fructueuse des matières grasses, des engrais, etc., et il est à désirer que cette exploitation se généralise.

Les eaux de tabac sont aujourd'hui utilisées par des fabricants d'engrais.

Les eaux acides d'épuration des huiles, et celles des *fabriques de bougies,* sont si chargées de résidus organiques insolubles et solubles, que leur purification est une opération très-fructueuse. Les acides impurs de premier jet, retirés des cuves d'épuration, sont vendus aux fabricants de superphosphate de chaux.

Dans ces conditions, l'hygiène publique a donc le droit de réclamer l'interdiction de l'écoulement des liquides usiniers dans la rue, les égouts et les rivières, car les procédés d'épuration, après les difficultés inhérentes aux innovations, tourneront au profit même des industriels.

TROISIÈME PARTIE

Conclusion.

En résumé, l'on peut conclure de l'exposé sommaire qui précède que : « c'est en transformant les choses nuisibles en choses utiles qu'on parvient le plus sûrement à résoudre le problème de l'assainissement. » Les déjections humaines constituent une véritable richesse nationale qui ne doit pas être dilapidée par raison de *salubrité* et de *fertilité*. (1)

C'est une mine riche et inépuisable, dont il faut aménager l'exploitation sans gaspillage, car toute perte comme engrais se double au détriment de tous, par une augmentation proportionnelle d'insalubrité. Il en est de même des autres détritus fertilisants qu'on laisse fermenter

---

(1) On sait en effet que la production théorique annuelle d'un individu vaut en moyenne 13 à 14 francs, évaluée au prix ordinaire des engrais du commerce, savoir :

1° Par ses déjections alvines pesant 35 kilog. :

Matières organiques,	6k,935,	soit une valeur de. . . .	0 fr. 13	3 fr. 28
Potasse et soude,	0 138	—	0 08	
Chaux,	0 054	—	0 01	
Acide phosporique,	0 152	—	0 60	
Azote,	1 300	—	2 46	

2° Par ses urines pesant 275 kilog. :

Azote,	3k,025,	soit une valeur de. . . .	6 fr. 05	10 fr. 11
Phosphate de chaux,	1 513	—	0 26	
Sels alcalins,	3 036	—	3 80	
		Total : 310 kilog., valant.		13 fr. 39

Ce qui représente théoriquement :

1° Pour *la Belgique*, avec une population de 4.500.000 habitants, à raison de 13 francs par tête, une valeur de 58.500.000 francs, correspondante à une fumure complète annuelle de 400.000 à 500.000 hectares, sur un pied équivalent à 10.000 kilog. de bon fumier de ferme par hectare.

2° Et pour *la France*, comptant 35.000.000 d'habitants, une valeur de 455.000.000 de francs, et une fumure correspondante de 3 à 4 millions d'hectares.

Les rendements agricoles à l'hectare variant de 13 à 20 hectolitres de blé, 100 à 200 kilog. de pommes de terre et 60 à 150 kilog. de viande, on appréciera aisément l'importance des ressources dont on dispose et l'étendue des pertes que l'on subit au détriment de l'alimentation et de la santé publiques.

dans les villes, ou qu'on lance en état de putréfaction dans les égouts et les rivières.

Toute matière putrescible étant reconnue nuisible à la santé publique et utile à l'agriculture, doit être éloignée le plus rapidement possible des centres de population, et restituée au sol qui la réclame.

L'eau de l'égout ne nous paraît pas être, jusqu'ici, le moyen d'expulsion le plus rapide, le plus complet, le plus salubre et le plus favorable à l'agriculture.

Les résultats de l'entreprise de Gennevilliers fourniront des indications précieuses à cet égard.

Mais, en tous cas, les villes qui ne disposent pas de capitaux considérables, de grandes quantités d'eau de lavage, et de vastes terrains filtrants, reposant sur un sol imperméable, en déclivité vers des cours d'eau émissaires des eaux filtrées, ne peuvent songer à créer de vastes réseaux d'égouts et à en purifier les eaux par irrigation, et emplois agricoles.

Alors le récipient mobile, hermétiquement clos, est le mode le plus simple de désencombrement des centres de population, et de restitution des engrais humains à l'agriculture.

Et en convertissant en engrais fixes, sensiblement inodores et conservables sans déperdition de richesse au fur et à mesure de leur production, les déjections humaines, les immondices des villes et les détritus fertilisants des fabriques, par des procédés industriels qui les traitent rapidement et en vases clos, *tels que les procédés de la Compagnie chaufournière de l'Ouest, on donne satisfaction à tous les intérêts de l'hygiène et de l'économie politique.*

Tel a été l'avis du jury international de l'Exposition universelle de Paris en 1867, qui nous a décerné la plus haute récompense attribuée à la classe dans laquelle nous exposions les premières briquettes de taffo.

M. J. A. Barral exprimait également en ces termes son opinion favorable dans le *Journal de l'Agriculture*, n° du 5 octobre 1869.

« D'après ce qui se fait à l'usine de la Compagnie chaufournière de » l'Ouest, *il est démontré* que les matières fécales pourraient être » traitées avec facilité, et sans entraîner aucun inconvénient pour le » voisinage, dans des usines placées autour de la capitale, surtout si » l'on établissait partout où cela est possible des latrines selon le » système diviseur. On n'aurait plus à écouler dans les fosses, ou dans » l'égout que les parties liquides. Cela simplifierait un des problèmes » les plus difficiles de l'hygiène publique et de l'assainissement des » grandes villes.

» Quoi qu'il en soit, *il est certain,* que la Compagnie chaufournière » donne un engrais riche, qui est de la matière fécale sans altération... » Il peut être considéré comme un des moins chers parmi les engrais » de commerce, et produit des effets supérieurs à la poudrette. »

Dans un travail intitulé : *Etude sur l'assainissement des grandes villes*, et publié dans le *Journal de l'agriculture pratique* (de M. Lecoûteux), M. A. Millot, ingénieur des arts et manufactures, et répétiteur de chimie à Grignon (que nous n'avons pas l'honneur de connaître), passe en revue les diverses méthodes de récolte et de traitement des vidanges et immondices des villes, et après avoir étudié *de visu* notre fabrication de taffo, *en visitant incognito notre usine de Pantin toujours ouverte au public,* il formule ainsi son opinion :

« *La fabrication du taffo est excessivement remarquable, au » point de vue des résultats obtenus et des appareils employés.*

» Après avoir parcouru toutes les fabrications d'engrais basées sur » l'emploi des matières fécales, *il nous semble que le choix que l'on » doit faire ne saurait* être douteux pour personne... Les matières » fécales doivent être traitées par un système analogue à celui qui est » employé par la Compagnie chaufournière de l'Ouest.

» Il se peut que, dans l'avenir, on trouve des moyens plus parfaits » encore ; *ceux-ci constituent néanmoins un immense progrès, car » ils réalisent le rêve de tous ceux qui se sont occupés de cette » question ;* plus de désinfection, plus de mauvaise odeur, utilisation » de la plus grande quantité possible des matières fertilisantes conte- » nues dans les déjections humaines. »

Dernièrement M. Boussingault, dans son cours au Conservatoire des Arts-et-Métiers, a parlé avec éloges de la fabrication du taffo. Enfin MM. Bobière, Bidard, Renaud, et nombre d'autres savants de mérite et agronomes distingués ont rendu hommage aux efforts de la Compagnie chaufournière, loué et approuvé les heureux résultats auxquels elle est arrivée.

En formulant le vœu et l'espoir de mériter également l'approbation et les suffrages du jury international de l'Exposition d'hygiène et de sauvetage, nous prendrons la respectueuse liberté d'appeler son attention bienveillante sur les objets exposés et sur l'ancienneté et la persévérance de nos travaux.

Aujourd'hui les questions d'engrais, d'assainissement, d'utilisation des vidanges et des immondices sont en quelque sorte à l'ordre du jour. Tout le monde en parle, et les capitaux se trouvent pour fonder les entreprises *ad hoc.*

Il y a dix ans, ce sujet était *si schoking,* que peu de personnes osaient y faire de timides allusions, et le banquier le plus progressiste aurait invité à sortir de son cabinet le téméraire industriel qui se fût permis de solliciter son concours pour entreprendre la vidange et la fabrication des engrais.

Nous croyons que, dans certaines limites naturellement, nous avons largement participé à la propagation des idées utiles, des bons principes et des applications pratiques dans cette entreprise industrielle et humanitaire, par nos publications, nos articles de journaux, nos exhibitions permanentes dans nos usines, et nos grandes démonstrations publiques du Champ de Mars et de Billancourt à Paris en 1867.

Nous espérons que le jury international de Bruxelles s'en rendra compte en parcourant nos publications et en remarquant que nos études et nos premières applications pratiques remontent à une époque bien antérieure aux nouveaux appareils et procédés qui se produisent aujourd'hui et qui dérivent pour ainsi dire de nos travaux.

Nous terminerons en exprimant le vœu que l'Exposition d'hygiène et de sauvetage de Bruxelles, et le congrès d'hommes éminents qui suivra, atteignent le résultat que nos efforts constants n'ont cessé de poursuivre énergiquement, quoique sous des apparences bien modestes cependant :

La Vie longue, confortable, et à bon marché.

Une discussion générale et internationale jettera la lumière sur bien des points obscurs, et l'étude de la question fera de rapides progrès sous un effort commun.

A l'honneur de l'initiative, la Belgique ajoutera certainement celui de poser les principaux jalons de la solution d'un problème aussi intéressant et aussi important en justifiant une fois de plus sa devise nationale :

L'Union fait la Force !

Paris, 12 juillet 1876.

LUCIEN RENARD,

Ingénieur honoraire des mines,
Ancien élève de l'Ecole Royale des mines de Liège,
Membre fondateur et Lauréat de la Société
des Agriculteurs de France, et de diverses autres Sociétés scientifiques
et agricoles,
Membre de la Société d'encouragement pour
l'Industrie nationale,
Chevalier de l'ordre royal de la Couronne de Chêne, etc., etc.

N. B. — Indépendamment de la vente des produits qu'elle fabrique (chaux diverses, produits céramiques, engrais, etc.), la Compagnie chaufournière de l'Ouest traite des licences d'application de ses procédés brevetés s. g. d. g. et même de la vente de ses brevets en divers pays.

On est prié de s'adresser à cet égard à MM. L. Renard et Cie, à Paris, rue Saint-Lazare, n° 94, ou à leur représentant à l'Exposition d'hygiène, M. Ar. Jame, à Bruxelles, rue d'Aremberg, n° 15.

TABLE DES MATIÈRES

PREMIÈRE PARTIE

Salubrité

DEUXIÈME PARTIE

Fertilité

TROISIÈME PARTIE

Paris. — Imp. de Dubuisson et Cᵉ, rue Coq-Héron,

BIBLIOTHEQUE NATIONALE DE FRANCE
3 7531 04125113 4

www.ingramcontent.com/pod-product-compliance
Ingram Content Group UK Ltd.
Pitfield, Milton Keynes, MK11 3LW, UK
UKHW012250240726
13966UKWH00004B/1367

9 782011 927019